金秀妍宝宝发育检查

[韩] 金秀妍/著　　崔春燕/译

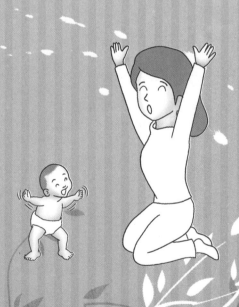

北京科学技术出版社

给父母的话

如何成为好父母？你的心会告诉你。

不知道该如何做？请你问问自己的心。

你的心会告诉你最有智慧的父母应该怀有怎样的希望、

持有怎样的态度。

请相信自己能成为最优秀的父母，

你的心会指引你作出正确的判断。

请描绘出你心目中的宝宝的模样和你将来的样子，

祈盼会让你梦想成真。

请你对自己充满信心，能做好宝宝的父母。

因为当宝宝呱呱坠地的时候，

上天也赋予了你做父母的能力。

请你倾听自己的心声，并愉快地和这个小生命一起出发。

成为父母的你、养育新生命的你，是真正可贵的人。

不管之前你是怎样生活的，

现在，在新生命的面前，希望你能成为优秀的父母。

对这个幼小而柔弱的生命而言，你是最重要的存在。

你可以成为优秀的父母，

就如宝宝对你的期待，以及你对自己的期待一样。

你是这个刚刚出生的弱小生命最合适的父母。

能和这个小生命一起成长，是上天赐予你的机会。

请记住，在你和宝宝一起成长的过程中，

获得的快乐、遇到的困难，都是有意义的。

请你每天都想象自己是天下最好的父母，

总有一天，你会成为你希望成为的好父母。

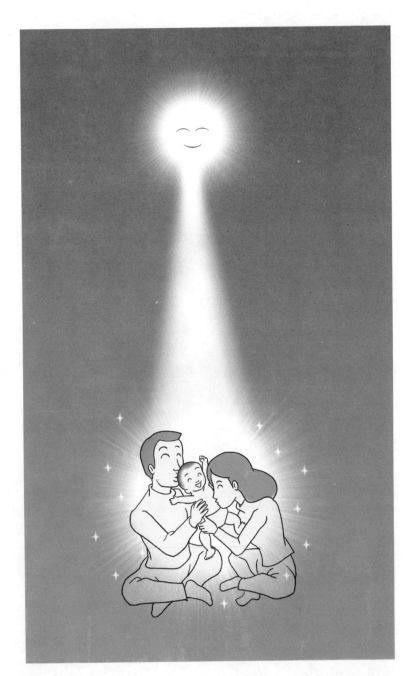

修订版序

这本书出版已经有10年了。从以色列回国之后，我亲眼目睹的很多病例使我心中充满了使命感，急切地想让社会了解宝宝的发育过程，于是快速地完成了此书的编写工作，并于1998年出版。在这10年里，本书一直受到众多父母读者的追捧和认可，这令我非常欣慰。

在过去的10年里，随着网络的普及和低出生率问题的加剧，整个社会对下一代的关注也日益增多。现在，我们可以通过网络或育儿书籍轻松地找到有关宝宝发育和育儿方法的资讯，但是，能让我们详细了解宝宝各时期发育特征的专业性信息仍然少之又少。

因此，在修订版中，我们增加了"在家做的宝宝发育检查"这一内容，使父母可以自行对宝宝各个时期的成长和发育进行检查。核心家庭时代的到来使宝宝成长评价及宝宝发育检查成为新一代父母的必修课。我们为各项发育检查项目配上了插图，从而使没有经验的新手父母容易理解和学习。

"在家做的宝宝发育检查"还告诉父母如何与宝宝一起玩发育游戏。我们希望父母可以通过本书的修订版发现并享受一边陪宝宝玩、一边检查宝宝发育状况的乐趣。

"宝宝发育咨询实例"按月龄段排序，收录了从宝宝出生后第1个月到36个月的咨询实例。我相信，通过解答新手父母的疑惑，能帮助读者加深对科学育儿方法的理解。

一天，一位爷爷带着他的孙子来到了我们的研究所。宝宝的爸爸妈妈都忙于工作，因此宝宝主要由爷爷照顾。爷爷年轻时根本不了解自己的子女是怎么长大的，现在老了，却为了照顾好孙子夜不能寐。爷爷说，他每天都在观察孙子的成长，而发现孙子的进步就是他最大的乐趣。现在，就算朋友约他出去喝一杯他也不肯，就想一直守在孙子身边。给这个宝宝做的发育检查显示，他的发育特征表现为脾气有些倔。听了我们对检查结果的说明之后，爷爷表示，虽然他对自己的子女没有尽好做父亲的责任，但他一定会把小孙子抚养好。

通过孙子细微的表情和动作，爷爷也许就能明白不会说话的孙子想要表达的意思。而在照顾孙子的过程中，爷爷也感悟到，好的父母要做的不仅仅是养家糊口，他们还需要了解宝宝的发育特征并帮助宝宝培养良好的品格。

在与宝宝密切接触的20年里，我深刻地体会到每个宝宝都有自己的特点并且需要被尊重。希望阅读了此书的父母能够理解宝宝每一个细小的动作，和不会说话的宝宝对话并且同他们一起成长。

金秀妍

2008年10月

于韩国新村研究所

序言

　　我接触过的很多父母都希望自己能百分之百地了解自己的宝宝，并为了抚养好宝宝日夜辛劳。在这里，我想和大家说一说其中最令我难忘的父母。

　　一天，一位妈妈带着7个月大的女儿来做检查，她看上去30多岁，身体结实，容貌淳朴。她想了解宝宝的总体发育状况，而且想针对宝宝脾气大的问题听听专家的建议。

　　经检查发现，这个宝宝的感知发育处于正常水平，但肌张力比较低，大肌肉群发育不充分，小肌肉群的发育与同龄的宝宝相比也有些落后，这导致其思维能力和运动能力相差悬殊。在这种情况下，宝宝的脾气难免变得越来越大。再加上宝宝的个性本来就有些任性和执拗，而老一辈的人总说"这样的宝宝可不能弄哭了"，所以父母对宝宝一直有求必应。久而久之，只要自己的要求没能得到满足，宝宝就会发脾气。

我向宝宝的妈妈说明了宝宝的状况，又告诉了她几种有助于宝宝发育的育儿方法。她虽然不能确定这些方法是否有效，但表示会认真地尝试。

6个月后复查时，宝宝只有大肌肉群发育稍微落后，小肌肉群发育、精神发育和行为发育都非常正常。

"您肯定下了不少工夫吧？"

"嗯，确实是的。"这位妈妈低着头回答。

我从她疲惫的神情可以了解，为了陪因肌张力低下而不愿意活动的宝宝锻炼、为了陪脾气大而又任性的宝宝玩耍，她一定付出了很大的努力。

另一对令我难忘的父母是一位唐氏综合征患儿的父母。患有此病的宝宝会因染色体异常而发生精神发育迟缓。宝宝的父母是在国外留学时相识的，结婚比较晚。不知道是不是因为年龄的关系，他们看上去并不像是刚刚为人父母，感觉非常沉稳，而且对宝宝疼爱有加。

我向这对父母说明了患有唐氏综合征的宝宝的发育过程，并告诉了他们几种有助于宝宝运动发育的方法，让他们 4个月后再带宝宝来复查。

4个月后，带着宝宝来复查的爸爸和妈妈看上去变得开朗了很多，宝宝大喊大叫的情况和以前相比也有了很大改善。我还得知，妈妈已经怀了第二个宝宝，而且他们近期就会搬到乡下去住。

很多父母在得知自己的孩子患有残疾后，很容易产生一些错误的教养态度。他们对孩子往往要求过严、期望过高，以超出孩子能力水平的标准苛求孩子，这样不仅增加了孩子的心理负担，失望的父母也会更加急躁。而这对父母并没有这样做。他们清楚地知道自己的宝宝的认知能力比其他正常的宝宝差，所以他们觉得，对宝宝来说，住在乡下比住在充满竞争压力的都市好。既然是对宝宝有好处的事情，那就没有理由不去做，所以他们毅然决定搬到乡下去住。他们不但清楚地了解宝宝的发育障碍，还能静下心来仔细考虑到底什么才是宝宝最需要的。这样的父母非常少见。此后，如果再遇到患唐氏综合征的宝宝的父母，我都会把那个妈妈的联系方式告诉他们，因为我觉得她能为其他父母提供更好的建议。

有的宝宝个性强烈，令父母难以驾驭；有的宝宝因出生时体重过重而导致运动发育迟缓，或因先天性障碍而影响发育。比起抚养那些性格温顺、身体健康的宝宝，抚养这些宝宝需要父母投入更多的精力，有时候甚至会改变父母的人生。从带宝宝来做发育检查的许多父母的身上，我看到了他们为了成为能理解和尊重宝宝发育特征的父母所付出的努力。

这本书里有我接触过的父母们的身影。在内容构成方面，我尝试着增加了一些咨询实例以解答新手父母关于宝宝发育所产生的疑惑和苦恼，不知能否满足那些期待通过本书了解和帮助宝宝发育的新手父母的需要。虽然本书有很多不足之处，但我还是希望能对那些还不太了解宝宝发育的父母有一些帮助。谨将此书献给所有希望了解宝宝、为抚养好宝宝日夜辛劳的父母们！

金秀妍

1998 年

于韩国仁荷大学医院儿科

目录

第二部分　在家做的宝宝发育检查

第三部分　宝宝发育咨询实例

附录　成长曲线

Point

第一部分

宝宝发育诊断

本书计算宝宝月龄的方法为：从宝宝出生到第 1 个月零 15 天计为 1 个月，从第 1 个月零 16 天到第 2 个月零 15 天计为 2 个月，从第 2 个月零 16 天到第 3 个月零 15 天计为 3 个月。以此类推。

——编者注

1 ~ 3个月

发育检查越早越好

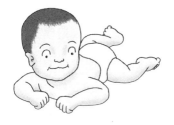

宝宝才一个月，
需要做发育检查吗?

$\boxed{回}$到韩国后，我首次接诊的是一个 7 个月的宝宝，他在出生后的第 4 个月被确诊为"先天性甲状腺功能减低症"。"先天性甲状腺功能减低症"是一种会造成宝宝智力发育迟缓的发育障碍。由于患儿甲状腺不发育或发育不全，无法分泌或不能足量分泌其脑部发育所必需的甲状腺素，从而引起患儿智能发育障碍。据统计，在韩国，每 5000 名婴幼儿中就有 1 名患有此病，而且女婴的发病率是男婴的 2 倍。不过，并不是所有患"先天性甲状腺功能减低症"的宝宝都会智力发育迟缓，关键在于能否早期发现并及时进行甲状腺素治疗，治疗越早对宝宝的脑部发育越有利。目前，韩国的新生婴儿室和儿童保健所都会提供免费的"先天性甲状腺功能减低症"检查。

患病的宝宝没有健康的宝宝那么漂亮可爱，他们会出现舌头厚大并常伸出口外、皮肤粗糙、经常处于深度睡眠状态等症状。不过，一旦给予药物治疗，宝宝的面容和皮肤马上就能恢复。

在以色列，"为预防发育障碍，婴幼儿发育检查越早越好"已经是医疗工作者根深蒂固的观念。患有"先天性甲状腺功能减低症"的宝宝在出生后 1 个月就会被确诊，继而接受药物治疗，因此几乎不会发生 4 个月的宝宝才被确诊的情况。也就是说，这个宝宝错过最佳的治疗时间已经足足 3 个月！宝宝在出生后的这 4 个月里一直处于甲状腺素缺乏状态，这意味着他的大脑很可能已经受损。检查结果不出我的预料，宝宝虽然已经7 个月了，他的发育水平却和 3 个半月的宝宝一样。换句话说，他只达到了同月龄段宝宝发育水平的 50%。面对这种情况，我的诊断毫无疑问是重度发育迟缓。

"为什么这么晚才来就诊？"我问孩子的父母。

宝宝的妈妈向我讲述了事情的经过。她已经是两个孩子的母亲了，有抚养孩子的经验，也曾在国外学习过。所以，当她觉察到宝宝睡得多、发育慢而且面容异常的时候，就已经有所警觉，给宝宝打疫苗时她也曾多次咨询过医生。可她每次得到的回答都是："宝宝还太小，再等等吧。"尽管如此，她还是不放心，于是自己找了一些有关发育障碍的书籍来看，发现宝宝的症状和"先天性甲状腺功能减低症"非常相似。她随即带着宝宝去了医院，向医生说明了宝宝的情况以及自己的判断，并要求医生为宝宝进行血液检查。至此，宝宝才被确诊并开始进行药物治疗。归根结底，宝宝的疾病是由他的母亲发现的，而不是儿科专家通过早期筛查检查出来的，这才是导致诊断延迟的根本原因。

一年之后，我又见到了这个宝宝，那时他已经是一个难缠的小家伙了。他的身体很健康，但就认知能力来说他是一个智力障碍儿童。他的妈妈觉得宝宝身体健康已经是不幸中的万幸了，但对当初没能及时治疗还是感到非常遗憾。

凑巧的是，在仁荷大学医院，我的第一位患者也是一名"先天性甲状腺机能减低症"患儿，而他当时已经22个月大了。当初，宝宝的父母已经有抚养第一个孩子的经验，他们虽然觉得这个宝宝的发育没有第一个宝宝好，但没怎么放在心上。直到发现周围的人总是对宝宝的长相指指点点，夫妻二人才不安起来，于是带着16个月的宝宝去医院进行了检查。做了核磁共振成像后，院方并没有作出明确的诊断，只是让宝宝的父母再观察观察，这一观察宝宝就22个月大了。这时的宝宝身高只相当于8个月龄段的宝宝，体重却达到了20个月龄段宝宝的水平。

不难想象，只有8个月宝宝的身高，却有着20个月宝宝的体重，这个宝宝的身材会有多么不匀称、多么滑稽，一副大头小矮人的模样。检查结果显示，宝宝的感知发育处于 10 个月龄段的水平（45%），运动发育处于 8 个月龄段的水平（36%）。我们立即对他实施了药物治疗。9 个月后复查时，宝宝的爷爷也一起来了。这时宝宝已经 31 个月大了，长高了不少，也变漂亮了，我们很难将他与之前的模样联系起来。检查结果显示，他的感知发育处于 15 个月龄段的水平（48%），运动发育处于 17 个月龄段的水平（54%）。经过药物治疗，虽然他的身体健康状况和运动发育有了相当大的进步，但感知发育与 22 个月的时候相比，并没有提高很多。

患儿直到 22 个月大才开始进行药物治疗，所以对于疗效我并没有抱太大的希望，但我还是不禁有些失落。我们的医疗工作者未能及时发现宝宝的病情，作为其中的一员，我向宝宝的妈妈表达了歉意。我还嘱咐她，虽然进展会比较慢，但无论是把宝宝送去托儿所还是让宝宝待在家里，只要认真教育，宝宝还是有希望的。这时，一直沉默的爷爷开口了。他说，以前因为宝宝学什么都慢，长得又不好看，他觉得这个宝宝成不了大器，所以一直没有好好地疼爱宝宝。但是，今天了解了宝宝的状况，他很后悔自己当时有那样的想法，并说以后会好好陪伴宝宝、爱宝宝。爷爷的话语间流露出对儿媳妇的歉意以及对她心里的委屈和苦闷的理解。听到公公这番发自内心的话，宝宝的妈妈忍不住流下了眼泪。这是一个生了不健康宝宝的儿媳妇辛酸的泪水，是一个不受喜爱的宝宝的妈妈委屈的泪水，也是对一起陪伴宝宝成长并诚恳道歉的公公感激的泪水。

大家都知道，癌症的早期发现和早期预防是非常重要的，发育障碍也一样。根据不同的障碍类型，能否早期发现问题对宝宝以及宝宝所在家庭的命运所产生的影响是不可估量的。所以，宝宝发育检查要从新生儿时期就开始进行。

我迫切地希望我们的社会能认识到早期发现宝宝发育问题的重要性，希望没有人再提出"宝宝才一个月，需要做发育检查吗？"这样的疑问。

请检查宝宝的腿长

宝宝刚出生时蜷缩着身子，我们很难把他们的腿拉直。虽然现在给婴幼儿按摩很流行，但父母还是怕把宝宝的腿拉直会弄疼宝宝或者造成宝宝骨折，所以在按摩时父母会非常小心。而为了早期发现宝宝是否患有"先天性髋关节脱位"，我们需要拉直宝宝的双腿并检查其长度是否一致。如果发现宝宝的腿长有异常，父母则需要带宝宝到医院的小儿矫形外科进行检查，让医生作出准确的诊断。

宝宝出生时即患有的疾病称为"先天性疾病"。有些先天性疾病是通过手术和药物治疗也无法治愈的，如脑部疾病；而有些先天性疾病若能及早发现，是可以治愈的。令人惋惜的是，很多先天性疾病都因为没能及早发现而恶化。"先天性髋关节脱位"就是通过早期发现和治疗即可痊愈的先天性疾病之一。

"髋关节脱位"是指宝宝在发育过程中股骨头完全或不完全脱出髋臼造成的髋关节发育障碍。随着宝宝的成长，如果没能及早发现脱位症状并及时采取相应措施的话，患病一侧的下肢会因不能正常发育而变得短小，继而发生关节疼痛以及行走困难，成年之后还会过早地因退行性关节炎而饱受痛苦。本病的预防关键在于早期发现，越晚发现越难治疗，而且治疗费用高，也没有很好的疗效。

在家检查宝宝腿长的方法

- 让宝宝平卧、屈膝，然后握住宝宝的双膝并将其向外展。如果双膝外展的角度一致，那就是正常的。
- 让宝宝平卧，稍稍用力使宝宝屈膝。如果双膝的高度一致，那就是正常的。

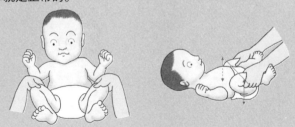

双膝外展时角度一致为正常。

新生儿的父母往往不太容易发现宝宝有"先天性髋关节脱位"的症状，但大多数儿科医生都能检查出来。因此，为了早期发现髋关节异常，一定要请医生仔细检查，尤其要注意那些高危人群：第一胎的宝宝、在子宫内胎位异常的宝宝、患有先天性斜颈的宝宝、有先天性脚部畸形的宝宝以及兄弟姐妹中有髋关节脱臼史的宝宝。

如果宝宝处于新生儿时期就发现有"先天性髋关节脱位"的症状，我们可以给宝宝穿上特制的布衣，使滑脱出髋臼的股骨头慢慢回到原位。但如果发现时宝宝已经 6 个多月大了，那么就需要打石膏并用绷带固定宝宝的下肢。而在炎热的夏天，这种治疗对母亲和宝宝来说，无疑是一种煎熬。

新生儿训练

　　在出生后的 4 周里，宝宝依然保持着蜷缩的姿势。因为宝宝在妈妈肚子里的时候就是蜷缩成一团的，这 10 个月养成的习惯动作在其出生后还会持续一个月左右。宝宝的两只胳膊弯曲着，大拇指握在拳头里，大腿屈曲外展，头部常常向一边倾斜。在正常情况下，宝宝这种蜷缩的姿势会随着时间的推移慢慢伸展开来。

新生儿身体蜷缩成一团才是正常的。

　　为了帮助宝宝伸展身体，妈妈可以用手轻轻揉捏宝宝的胳膊和腿。反复弯曲并伸展宝宝的腿，这样可以拉伸宝宝的腿部肌肉。让宝宝趴在柔软舒适的平面上，轻轻左右摇晃宝宝的臀部 5 ～ 10 次，这样可以刺激宝宝耳内的平衡器官，有助于宝宝的运动发育。

左右摇晃宝宝的臀部，
刺激其耳内的平衡器官。

宝宝总是盯着一边看

我们经常看到平躺时脖子偏向一边的宝宝，即使将他的头转到另一边，他马上又会转回来。

"宝宝总是盯着一边看。"

在妈妈们发现宝宝的这种情况时，有些宝宝的颈部肌肉已经受损，而有些宝宝只是因为长期面向一侧而使颈部肌肉变得僵硬，并没有造成肌肉的损伤。如果情况不严重，妈妈只需要在家里用温水给宝宝洗澡并进行颈部按摩，就可以将其矫正。但如果妈妈害怕弄伤宝宝或担心按摩效果不佳的话，就需要在宝宝满 4 个月之前寻求物理治疗师的帮助。

我曾在某大学附属医院的康复科物理治疗室目睹过令人难忘的一幕。刚走进物理治疗室所在的走廊，我就听到了像大合唱

般的宝宝的哭声，而治疗室里面的情景更是令我目瞪口呆——大约有10位物理治疗师坐成一排，扭着那些还未满1个月的小宝宝们的脖子。

有些宝宝出生时颈部的特定部位长有肿块，导致那一侧的肌肉变短。随着宝宝的成长发育，他的脖子自然而然地就会倾向长有肿块的那一侧，这在医学上称为"先天性斜颈"。

在以色列，我曾见过物理治疗师治疗"斜颈"宝宝的过程。治疗师为运动发育迟缓的宝宝做完一系列治疗之后，便请宝宝的父母回避，然后开始使劲儿扭动宝宝的脖子，让当时刚满4个月的宝宝疼得尖声大哭起来。这个宝宝的颈部肌肉受损，从而导致了"肌源性斜颈"。由于家境非常贫困，他的父母买不起婴儿床，只好让他睡在婴儿车里。随着他越长越大，婴儿车对他来说过于狭小，所以他就只能歪着脖子睡觉。由于娇嫩的脖子总是扭向一侧，久而久之，他的颈部肌肉就变得僵硬了。

为了能使颈部的受损肌肉恢复健康的状态，在宝宝满4个月之前开始治疗是非常关键的。治疗方法是将宝宝的头颈向健康的一侧扭动，达到拉伸肌肉的目的。如果未能得到早期治疗，宝宝将因为脖子倾斜而无法保持身体的平衡。所以，作为家长，我们无论如何都不能让自己的宝宝错过最佳的治疗时间。虽然让宝宝接受这样的治疗对任何父母来说都不是一件容易的事情，但是父母必须狠下心来，因为一旦宝宝超过18个月大，就需要

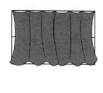 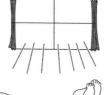

如果另一边有阳光，宝宝就会为了看到光亮而自然地把头转过来。

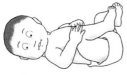 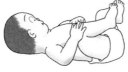

考虑通过外科手术将其颈部较短一侧的肌肉适当地切开，以达到拉伸肌肉的目的。

其实每个人睡觉时都有觉得更舒服的一边，所以平躺时宝宝就可能总盯着一边看。如果宝宝不是"先天性斜颈"的话，我们可以调整他们平躺时的朝向，让阳光从宝宝"不习惯"的一边照射进来，这样宝宝就会自然而然地转过头了。

 颈部按摩方法

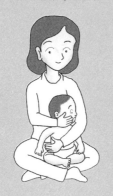

将宝宝的头颈向他习惯倾斜的反方向扭动。

- 用温水给宝宝洗澡。
- 将宝宝的头颈向他习惯倾斜的反方向扭动。
- 使宝宝的下颌靠近其肩膀。
- 持续 10 秒左右，使其颈部肌肉得到充分的拉伸。
- 根据斜颈的严重程度，重复 10 ~ 20 次。

宝宝趴着
有助于运动发育

我的那篇关于"宝宝发育检查"的文章在报纸上刊登后不久，首次通过预约来到我们检查室的是一家三代3口人——宝宝、妈妈以及姥姥。妈妈看起来心情并不是很沉重，但有些不安，陪在一旁的姥姥似乎也有些不安。她们带宝宝来做检查，是因为宝宝9个月了还不会爬。

首先，为了确定宝宝是因为精神发育迟缓导致的运动发育迟缓，还是单纯的运动发育迟缓，检查者会盯着宝宝的眼睛看。在正常情况下，9个月的宝宝已经会认人了，面对像我这样的陌生人的哄逗，宝宝会一直谨慎地盯着我，观察我的神色，并不时地回以笑容。这个宝宝的反应就是如此。不过，他伸手抓玩具的动作看起来不熟练。更加引起我注意的是，他趴着的时候只能抬头，不能用肘部支撑起自己的上身。他的个头倒是不小，但运动发育落后了很多。很显然，他一直都是平躺着的。

"你们是不是一直都让宝宝平躺着？"

"嗯。"

"为什么？"

事情的缘由是这样的：这位妈妈过了 30 岁才怀上一对双胞胎，而在怀孕 3 个月的时候因为流产失去了其中一个宝宝。因此，她在后来的怀孕期间特别小心，好不容易才生下了这个宝宝。宝宝出生后她依然战战兢兢的，爱若珍宝，怕竖着抱会累着宝宝，于是一直横着抱他。

如果宝宝出生时肌张力正常并且运动神经发育良好的话，就算妈妈的训练方法不恰当，宝宝也能够正常发育。但如果宝宝出生时肌张力偏低或天生就是谨小慎微的性格，那么妈妈的训练方法对宝宝的运动发育就会产生很大的影响，而对肌肉松弛、个头大的宝宝就更不用说了。

据我观察，宝宝的妈妈和姥姥在走进检查室这个陌生的地方时，都显得畏首畏尾。如果这个 9 个月了还不会爬的宝宝性格像妈妈和姥姥，他就很可能也是一个胆怯的宝宝；加上大人们像供菩萨一样，生怕他磕着、碰着了，一直把他抱在怀里，这无疑会造成他的运动发育迟缓。由于他的神经系统并没有异常，一段时间后他还是能坐起来、站起来并慢慢学会走路，只不过会让大人们觉得这个宝宝有点儿"慢"。而如果经常让宝宝趴着，不但可以避免宝宝成为"慢宝宝"，也有助于他的成长，可以让他逐渐学会控制自己的身体，避免长时间处于被动的状态。

在韩国，人们向来习惯让宝宝平躺在用松软的棉花制成的褥子上，而为了不让宝宝的脑袋陷到褥子里，父母还会让宝宝枕着小枕头。而在西方国家，父母会提前为宝宝准备婴儿床，在宝宝出生之后，就让宝宝趴在婴儿床上。婴儿床的床垫很结实，而且不是很软，可以支撑宝宝的身体。只要宝宝身体健康，没有特殊疾病，就可以让他趴着睡，不用担心会有什么危险。就算压到了鼻子，宝宝也能转过头让自己顺畅地呼吸。

平躺着长大的宝宝和趴着长大的宝宝会有什么差异呢？

在韩国，大部分时间都平躺着的宝宝一般过了 100 天才会抬头，而在西方国家，习惯趴着的宝宝一般 2 个月大就能抬头了。在通常情况下，宝宝的运动发育是从抬头的那一刻开始的。因此，那些习惯平躺的宝宝等于是输在了起跑线上，日后的运动发育自然也落后于那些习惯趴着的宝宝。宝宝一直平躺着，总有东西承托着他的后颈，他就觉察不到抬头的必要性。而且，由于不能自己翻身，宝宝只能向两边扭头，时间长了后脑勺的头发就会脱落。有些长期平躺着的宝宝甚至学会了仰着"爬"。而如果经常让宝宝趴着，他的脸是贴在床垫上的，觉得闷了他自然就会尝试着把头抬起来。这就是"趴着的宝宝早抬头"的原因。

长期保持平躺的姿势，容易使宝宝变成"慢宝宝"，可能直到他5个月大了还不会翻身、抓不住眼前的玩具。当然，好动的宝宝在一段时间后自己也能成功地翻身，但如果让一个原本动作就有些笨拙的宝宝一直平躺着，他不但不能自己翻身，而且这种姿势还会加深其运动发育迟缓的程度。

尽管如此，我们也不一定非要像西方的家庭那样，家家都准备婴儿床。就算宝宝睡的是松软的棉制被褥，在宝宝醒着的时候，我们也可以在地上铺上毛毯，让宝宝趴着、尝试自己抬头。父母在宝宝出生后就要尽量为宝宝争取每一个锻炼的机会。

有些妈妈在宝宝三四个月大时才开始让宝宝趴着，这样一般很难有比较好的效果，因为这时宝宝的背部肌肉已经变得僵硬了，就算让他趴着，他也很难自己向后仰并抬起头。妈妈不忍心看到宝宝哭个不停，马上就会让他平躺着，所以，等到宝宝3个月大以后才开始训练宝宝趴着是非常困难的。

因此，从宝宝出生的那一刻开始，只要他醒着，就应该让他趴着。这不仅有助于宝宝的运动发育，对大人来说也会比较轻松。越是"慢"的宝宝，越需要趴着；越是敏感、胆怯的宝宝，越需要趴着。让自己疼爱的宝宝趴着吧！虽然宝宝练习抬头的时候会哭，但只有这样，以后他才能靠着自己的力量迈出稳健的步伐。

:: POINT :: 2 | 宝宝趴着有危险吗?

目前，未满4～6个月的宝宝趴着睡时发生猝死的案例有所增加，因此有人主张绝对不能让宝宝趴着睡。

其实，"婴儿猝死"指的并不是趴着睡的宝宝因为鼻腔堵塞而死亡的情况。一般来说，患有先天性呼吸系统疾病的宝宝趴着睡，容易引发其呼吸系统的问题，进而导致死亡，对此我们需要格外注意。如果是为了促进宝宝的运动发育，我们可以在宝宝醒着的时候让他趴着。

因此，基于安全的考虑，我们建议：未满4个月的宝宝睡觉的时候，要让他平躺着；如果他醒了，就算时间很短也要让他趴着。

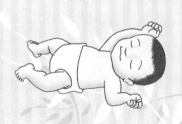

睡觉的时候要平躺着。

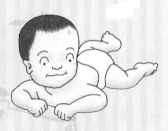

醒着的时候要趴着。

把握住激动人心的那一刻

当产下孕育了 10 个月的宝宝，第一次把宝宝抱在怀里的时候，妈妈通常都是小心翼翼的，而且看上去并不是很自信，摸着宝宝的小脸蛋时也会有点儿不知所措。妈妈端详着宝宝，开始慢慢地了解他、接近他，同时，宝宝在吮吸母乳时和妈妈有了亲密的身体接触。宝宝会用哭声和动作向妈妈表达自己的需要，而妈妈也会尽一切努力去满足宝宝。在这个过程中，妈妈和宝宝之间变得越来越亲密。

近来，母婴共处一室的产科病房日见增多。不少人认为，宝宝在出生的那一刻起就应该和妈妈在一起，这不仅能增加妈妈和宝宝之间的亲密感，同时对妈妈的养育态度也能产生积极的影响。人们之所以对母婴依恋关系的形成予以深切的关注，还因为宝宝从妈妈身上感受到的亲密感是对外部世界产生信赖感的基础，会对宝宝的人格发育产生重大的影响。毕竟，健全人格的形成与良好的适应社会的能力是分不开的。

起初，学者们将母婴依恋关系的形成归因于妈妈对宝宝的喂养，但是哈里·哈洛博士那个非常有名的猴子实验表明，这种观念其实是错误的。哈洛博士为刚出生的小猴子做了两个"代理妈妈"，一个猴子"妈妈"是用铁丝做的，可以为小猴子提供奶水；另一个猴子"妈妈"是用绒布做的，只能为小猴子提供温柔的触感而无法提供食物。经过一段时间的观察，哈洛博士发现小猴子喜欢的是"绒布妈妈"，虽然一开始小猴子选择到"铁丝妈妈"那里去喝奶，但接下来，小猴子一直都依附在柔软的"绒布妈妈"身上。让小猴子与两个"妈妈"分隔一年以后，再次将它们放进同样的笼子里时，小猴子看也不看"铁丝妈妈"，直接奔向更可亲的"绒布妈妈"。

这个实验说明，妈妈和宝宝之间的亲密感并非仅仅靠喂养就能形成，宝宝还需要妈妈温柔的关爱和呵护。此后，人们开始更多地研究母婴皮肤接触的重要性，并提出了"抱着喂奶对宝宝有益"的观点。

下面讲述的是我在以色列时亲身经历的事情。一个正常出生的健康宝宝在 4 个月的时候出现了身体发颤等奇怪的症状，我们闻讯前去检查。宝宝的眼神看上去有些不安，当我靠近他时，他变得更加不安，四肢肌肉紧绷。经过检查，宝宝的运动神经并无异常。后来我们得知，宝宝是在妈妈接受精神分裂症治疗的过程中出生的。根据以色列的法律，如果患有精神疾病的患者生活能够自理，他就可以选择在家中接受专业人员的治疗。宝宝的妈妈生活能够自理，因此在产下宝宝之后，她就带着宝宝回家了。对刚来到这个世界的宝宝来说，妈妈就是宝宝的全部，可妈妈冷漠的表情和家里冷清的气氛使宝宝越来越不安，以致全身肌肉过于紧张，连四肢都开始颤抖起来。此外，由于4个月以来没有任何家人前来探访，宝宝连尝试与人对视的机会都没有。就算宝宝是正常出生的，如果不能及时体验与人对视以及其他类型的感情交流的话，他也会出现情绪问题和四肢发颤等严重的发育问题。在以色列，儿童保健所的保健护士（社区护士）会帮助有类似情况的家庭抚养宝宝，所以能较早地发现宝宝的发育问题和抚养环境的问题。在这种情况下，专业人员会去患儿家里试着与宝宝对视，让他感受到温暖的关怀。

　　我曾看过一段关于母婴依恋关系的录像，录像中的妈妈面无表情地坐在屋子的一个角落里，对宝宝完全不理不睬。宝宝的发育需要由持续不断的刺激来促进，而被孤立在四周只有墙壁的房间里的宝宝，显然已经感到了不安，目光开始游移不定。这段录像讲述的也是一个没有成功建立母婴依恋关系的例子，患有重度抑郁症和肌无力的妈妈对此负有责任。

此外，也有因为宝宝的问题而影响母婴依恋关系形成的情况。美国的伯纳德教授为了研究妈妈和宝宝的互动效果，长期观察哺乳时的妈妈和宝宝，得出的结论是，妈妈能否迅速安抚宝宝的情绪固然很重要，而对于妈妈的表现，宝宝能否充分表达自己的情绪也是至关重要的。

患有脑部残疾的宝宝通常不能明确表达自己的情绪，例如，因脑性瘫痪导致运动功能受损的宝宝就不能通过脸部表情和身体动作来表达自己的情绪。同样，患有自闭症或严重精神发育迟缓的宝宝对周围环境比较冷漠，也不能对妈妈的举动作出适当的反应。而且，如果妈妈身体虚弱或精神状况不佳，就难以形成亲密的母婴依恋关系，渐渐地对宝宝也就不怎么花心思了。

想让父母和子女的关系能够长久地维持下去，双方需要共同努力。如果像单相思一样，只有一方紧张的话，双方关系就很容易产生隔阂。所以，在妈妈使宝宝感到愉快的同时，宝宝也能让妈妈感到愉快，这样才能形成一种积极的关系。

前面提到的故事告诉我们，单纯的哺乳和长时间一起生活并不能形成令人满意的亲子关系，一起度过的时光是否充满了温馨和感动才是决定母婴依恋关系能否形成的至关重要的因素。

充满温馨和感动的初次见面能令彼此喜笑颜开，让人觉得"啊！真好！"。这种"好"的感觉是在看到对方微笑时、全身被对方紧紧拥抱而感到温暖时、经由对方的抚慰变得非常舒服时觉察到的情感。

当宝宝感觉到"这个人与其他对我很热情的人不一样，对我来说她的存在具有更重要、更特殊的意义"的同时，妈妈也从一开始的"你真的是我肚子里的宝宝吗？真的是我的宝宝吗？"这种不可思议，转变为真实地感觉到"啊！你就是我独一无二的宝宝"，这样才能称得上妈妈和宝宝之间亲密无间的依恋关系已经成功形成，而这个过程通常需要六七个月的时间。

为了创造一个动人心弦的初次见面的场景，那些患有抑郁症的妈妈需要借助他人的帮助，尽早开始治疗；患病的宝宝也需要通过专家的指导学会与人交流。如果不这样做，宝宝和妈妈只会越来越缺乏活力。宝宝从出生到获得情绪上的稳定，需要的不仅仅是宝宝自己和妈妈的努力，身边的家人、邻居和专家的努力也是必不可少的，希望大家能够记住这一点。在这个大家族趋于没落的年代，街坊邻居的主动帮助显得尤为可贵，而像以色列这样由儿童保健护士帮助抚养宝宝的制度，也值得我们效仿。

4 ~ 6个月

运动发育和发育迟缓

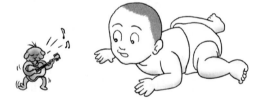

婴儿学步车
会阻碍宝宝的运动发育

STEP
6

通常，在宝宝出生前，大人们就已经为宝宝准备了各种婴儿用品，婴儿学步车就是其中之一。人们去看望小宝宝时，无论宝宝家里是否有足够的空间，都喜欢将这种带有小轮子的漂亮小车作为礼物送给宝宝。人们觉得，宝宝哭闹的时候可以把他放进学步车里摇一摇，妈妈忙碌的时候可以让宝宝在里面独自玩耍，而且宝宝可以在车里两脚蹬地向前走，能早点儿学会走路。于是，学步车逐渐变成了宝宝成长过程中并不需要的"必需品"。每当四五个月的宝宝因为运动发育迟缓来做发育检查时，我都会嘱咐妈妈们：

"别再让宝宝用学步车了。"

有一次，一位妈妈带着宝宝来做发育检查，因为宝宝5个月了还不会翻身，也不能伸直胳膊去拿玩具。我认为，如果没有其他特殊障碍的话，学步车就是导致宝宝运动发育迟缓的罪魁祸首。

"您经常让宝宝用学步车吧？"

"嗯，经常用。"

宝宝平躺着翻身时，需要扭转上半身、抬高腰背部才能转向侧面。但是，如果宝宝的背部肌肉太僵硬，他就很难扭转身体。这种情况就如同脑性瘫痪导致的肌张力异常一样，宝宝试图向前移动，身体却会不由自主地向后仰。宝宝在使用学步车移动的时候，需要把腿向后伸直，而这个动作与宝宝爬行时膝盖弯曲向前运动的动作恰恰相反，因此经常使用学步车会影响宝宝的爬行甚至迈步。肌张力偏低或身体肌肉僵硬的宝宝本来就不擅长运动，如果再让他频繁地使用学步车，就是在让他反复做与爬行相反的动作，这样宝宝想学会爬行就更不容易了。

宝宝长时间两腿用力，会使背部和肩部的肌肉无法放松，而肩、背部肌肉长时间处于紧绷状态又会使宝宝的肩膀越来越往后靠，就算面前有他喜欢的玩具，他也无法向前伸胳膊去拿玩具。我们经常能看到一些刚出道不久的模特在走台步的时候，因为过度紧张而将肩膀高高耸起，手臂几乎要贴在后背上。同样，如果在距离宝宝20厘米的地方放玩具，宝宝会试图伸手去拿，但由于他肩、背部的肌肉太过僵硬，他的手臂像是长在背部的翅膀一样，只能不停地"拍动"而无法向前伸。

学步车的坐垫通常比较高，宝宝坐在上面时大多需要用脚尖触地滑行。所以前行时，宝宝基本上是脚尖用力，这就容易使他的足关节变形，发生脚尖走路等步态异常，严重时还会导致跟腱挛缩。要知道，人的行走、跑、跳等动作，依赖的就是这条强而有力的肌腱。总而言之，学步车对宝宝的运动发育没有任何益处。

宝宝不宜使用学步车是有科学根据的。由美国凯斯西储大学的卡罗尔·西格尔（实验心理学家）和纽约州立大学的罗杰·伯顿（发展心理学家）等组成的研究小组对100多名宝宝进行了调查，并发表了关于学步车对宝宝运动发育的影响的研究结果。他们将宝宝分为两组，一组宝宝从不使用学步车，另一组宝宝平均每天有2.5个小时会待在学步车里，然后每3个月检查一次宝宝的发育状况。研究结果表明，没有使用学步车的宝宝平均5个月时能自己坐起来、8个月时能爬行、10个月时能走路。而另一组宝宝平均6个月时能自己坐起来、9个月时能爬行、12个月时才能走路。这说明，学步车对宝宝的身体发育不但没有帮助，反而会阻碍宝宝的发育。

让宝宝使用学步车等于剥夺了宝宝锻炼的机会。一般来说，运动发育出众的宝宝都不太愿意使用学步车，喜欢自己活动。然而，那些存在发育迟缓倾向的宝宝，因为自己活动起来比较吃力，所以会欣然接受学步车，而经常使用学步车带来的后果是更为严重的运动发育迟缓。

:: POINT :: 3　尽量少让宝宝使用学步车

使用学步车的副作用

阻碍宝宝翻身；

阻碍宝宝爬行；

使宝宝养成踮着脚走路的不良习惯。

学步车的使用方法

当宝宝哭闹或觉得无聊时、当妈妈需要打扫卫生时，学步车的确可以为妈妈减轻负担。对那些独自抚养宝宝的妈妈来说，当宝宝不太温顺时，没有学步车她就没法做家务活。有时候，因为宝宝哭个不停，妈妈甚至连去趟洗手间、吃口饭的时间都没有。因此，当周围实在没有人可以帮忙照看宝宝时，妈妈便不可避免地需要用学步车暂时安置宝宝。不过要记住，每次使用学步车的时间一定要控制在 20 分钟以内。之后，妈妈还要让宝宝趴着，尝试自己爬行。

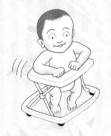

妈妈独自照看宝宝，感到力不从心时，可以让宝宝使用学步车，但不能超过 20 分钟。

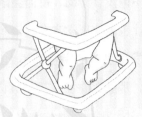

如果长时间使用学步车，宝宝的脚尖会用力过多，从而导致跟腱挛缩，运动发育就会受到阻碍。

哭起来歇斯底里的宝宝

在以色列学习宝宝发育相关知识的那段日子里，我常常利用照看宝宝的机会进行各种实验，并从中得出了一些书上没有的有意思的结论。有一次，住在我楼下的一位老师问我要不要做兼职，工作就是帮忙照看他家的宝宝。当时我在宝宝发育研究所每天与残疾儿童接触，正需要从强烈的压抑感中解脱出来，于是便答应帮忙照看这位小邻居。

宝宝快 4 个月了，可一旦哭起来就歇斯底里的。我一般早上 7 点去宝宝家，大约半小时以后宝宝就会醒来。刚从睡梦中醒来的小宝宝就像天使一样可爱，可很快我就发现，他不太愿意喝奶，喝一次奶就需要 40 多分钟。而且喝完后，他就立刻开始哭闹。

一开始我以为宝宝是因为喝奶后肚子胀气、不舒服才哭闹，因为根据我之前学到的知识，通常宝宝在肚子饿、要排便或身体不舒服时，会用哭闹的方式表达。我试着抱起宝宝来回走动，让他看壁画、照镜子，把他放进婴儿车里摇晃，可无论我做什么，他还是哭闹不休。他就这样紧紧地盯着我，哭了1个小时，哭得小脸通红，上气不接下气，最后实在哭累了才睡着。

而这份宁静也没持续多久。睡着之前没有填饱肚子的宝宝，只睡了1个小时就醒来找奶喝。喝过奶之后，他又哭闹了1个小时。我本来想看看杂志，放松一下，宝宝却一直莫名其妙地哭闹，让我疲惫不堪。

为了弄清楚宝宝哭闹不休的原因，我把他放进婴儿车，再将婴儿车拉到沙发旁，然后坐下来一边看杂志，一边用脚前后摇晃婴儿车。宝宝开始拼命地哭闹，我不予理会，假装看杂志并时不时地瞟他一眼。不久，我感觉腿有些酸疼，但还是继续摇晃婴儿车。宝宝哭闹的声音越来越大，就这样声嘶力竭地哭了30分钟左右，然后突然安静下来。我放下杂志看了他一眼，小家伙没有看我。我凑过去叫他的名字，小家伙却把脸转过去躲着我。我又试了一次，他还是转过脸不肯看我。

宝宝生气了！才4个月的宝宝居然会发脾气！真是件新鲜事。

早在19世纪七八十年代，人们就已经知道新生儿可以模仿大人高兴、吃惊和悲伤的样子，但目前并没有研究表明4个月的宝宝会发脾气。

从此，就算宝宝哭闹我也不会马上哄他、抱他，因为我知道他哭闹并不是因为肚子不舒服，而是想要引起我的注意。如果在宝宝哭闹的时候一直迁就他、哄着他，他就会为了得到更多的关注而变本加厉。

在以色列，妈妈和宝宝通常不睡在同一个房间，所以对妈妈来说，安抚夜里哭闹的宝宝并不是一件容易的事情。我们建议，当宝宝夜里醒来时，妈妈不要立刻作出反应，而是等待一会儿。如果宝宝每次醒来妈妈都抱着他或喂东西给他吃，就会形成恶性循环。刚开始，妈妈可以等5分钟再去安抚宝宝，然后每天延长5分钟直到等待1个小时。但这样做并不容易，因为一听到宝宝的哭声，妈妈就再也坐不住了。对妈妈来说，5分钟就像1个小时那样漫长。所以想要成功，妈妈就要看着表，逐渐调整去宝宝房间的时间。

总而言之，4个月的宝宝哭闹可能是为了引起大人的注意。除此之外，宝宝哭闹也可能是因为在家里待久了，比较烦闷。因此，我们需要仔细揣摩宝宝的心思，不应该单纯地认为宝宝哭闹只是因为肚子饿了、尿布湿了或者身体不舒服。

如何判断宝宝的哭闹
是为了引起大人的注意?

- 刚开始哭闹时有点儿眼泪,渐渐就没有眼泪了。

- 不是闭着眼睛哭,而是睁大双眼,边"哭"边观察妈妈的表情。

- 妈妈摇晃或者哄逗他的时候,他会哭得更加厉害。

- 宝宝是因为抑制不住愤怒而歇斯底里地哭,没有丝毫难受的
  表情。

:: POINT ::
4

如何对待哭起来
歇斯底里的宝宝？

将宝宝放进婴儿车里轻轻摇晃，同时妈妈要以平静的表情给宝宝"不要再哭了"的信号。

抱着宝宝慢慢地走一走，让宝宝听一听哗哗的流水声，这个方法对未满 6 个月的宝宝尤其有效，因为流水声像宝宝最熟悉的、在妈妈肚子里时听到的声音。

让宝宝趴着，给宝宝拍背，这时妈妈不用说什么，宝宝自然能通过皮肤的接触感觉到妈妈的陪伴。5 分钟以后把宝宝抱起来，并让宝宝看到妈妈平和、温柔的面容。

无论用什么方法让宝宝停止哭闹，妈妈最好不要消耗太多体力。因为不管妈妈怎么做，宝宝还是会哭到筋疲力尽为止。

对于 4 ~ 6 个月的宝宝，妈妈绝对不能对他吼叫或者将他独自留在房间里，因为这个阶段的宝宝一旦看不到抚养者，就会感到极度不安。所以妈妈要陪在宝宝身边，温柔地对他说"不要再哭了"，直到他停止哭闹。

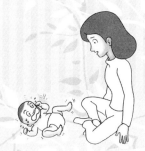

宝宝哭起来歇斯底里的。

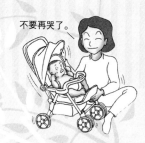

温柔地对宝宝说："不要再哭了。"

早产儿、低体重儿

早产儿非常可爱。虽然他那娇弱的小身躯令人同情，可那双亮晶晶的眼睛又会让人觉得这个小生命是如此神奇而美好。

可是，早产儿的妈妈往往会担心照顾不好自己的宝宝。比如说，在早产儿出院的时候，护士会教妈妈如何给宝宝洗澡。可在实际操作时，如果妈妈用力稍微小了，宝宝就会滑到水里，而如果抓得太紧，宝宝又会吓得全身乱动。

医学上将 10 个月的妊娠期计为 40 周，称 37 足周以前出生的婴儿为早产儿。以前，由于医疗水平不够发达，大部分 10 个足月以前出生的婴儿都处于危险状态。而近 20 年来，随着医疗水平的发展，人们已经不太担心那些在 35 周以后出生的早产儿了。也就是说，以前让人们担心的"不足月的宝宝"如果在现在出生，大多能够存活并正常发育。当然，如果宝宝的呼吸系统或脑部存在特殊的疾病，就另当别论了。

被诊断为低体重儿的婴儿和早产儿是有区别的。低体重儿是指出生时体重过低、体重与胎龄不相符的婴儿。妊娠40周、出生体重低于2.5千克，妊娠38周、出生体重低于2.25千克，妊娠36周、出生体重低于1.75千克的低体重儿和早产儿一样，都有发育迟缓的危险。

一个妊娠36周、出生体重为1.8千克的宝宝在5个月大的时候被父母带到了我们的检查室。跟出生时比起来，宝宝的体重增加了不少，而且他很聪敏、不认生。虽然目前他还不会自己翻身，但毕竟早出生了1个月，现在也就算4个月大，所以还可以再观察1个月左右。

我把玩具放在宝宝的胸膛上，对此他的反应很强烈。他睁大眼睛、张大嘴巴，手指也伸直了，但他的手臂只会乱动，而无法伸向玩具。接着，我给宝宝翻了个身，结果不出所料，他因为无法支撑起上半身，又不愿意趴着，开始闹脾气了。

对未满12个月、没有健康问题的宝宝来说，最大的问题就是背部肌肉僵硬。那些5个月大时来接受检查的早产儿虽然体重增加了不少，但身体像一段木头一样，只要将他竖着放下，他就能站立住。看到宝宝能站立，妈妈往往就以为宝宝走路会比较早，可实际上宝宝连翻身都还不会呢。就算把玩具放在宝宝的胸膛上，他的手臂也会因为背部肌肉僵硬而无法向前伸，根本抓不住玩具。

足月的宝宝出生的时候身体是蜷缩的，与此相反，早产儿出生时身体便已经伸展开了。在住院期间，宝宝需要躺着接受各种各样的治疗，出院回到家，小心谨慎的妈妈也只会让宝宝平躺着。这样下去，宝宝的背部肌肉只受到使之僵硬的刺激，于是5个月左右的时候，他的身体就会像木块一样僵硬。

很多时候，我们并不能确定早产的原因，而妈妈们总是倾向于在自己身上找原因，觉得是自己在怀孕期间没有为宝宝提供足够的营养或者没有做好胎教。由于有这种自责心理，妈妈会想方设法地补偿宝宝，只要宝宝看上去稍有不舒服或感觉吃力，妈妈就会让宝宝保持舒服的姿势，这样宝宝就会一直平躺着，没有趴着的机会。

有时我会见到脾气特别大的早产儿。如果是面对足月出生的宝宝，父母还能比较理性地制止宝宝发脾气的行为，但面对柔弱的早产儿，父母想要狠下心来就不那么容易了。妈妈一听到早产儿宝宝的哭声，马上就会把他抱起来，而且抱早产儿也相对比较轻松，因此很多早产儿都是被抱着养到5个月大的。和足月宝宝的妈妈相比，早产儿的妈妈对宝宝的态度更加小心谨慎，讲故事或哄逗也比较少，因此宝宝接受的刺激也相对地少了很多。

早产儿和低体重儿很容易出现发育迟缓，因此，从住院期间开始，父母就要通过适当的刺激减少会导致宝宝发育迟缓的因素。如果父母的态度过分谨慎，将不能充分给予宝宝必要的刺激，所以在给予宝宝温和的听觉刺激的同时，父母也要周期性地给予宝宝全新的视觉刺激，并利用宝宝醒着的时间让他趴着，这样才能促进宝宝的运动发育。

有发育迟缓危险的宝宝

低体重儿　妊娠 40 周、出生体重低于 2.5 千克的宝宝，尤其是体重低于 1.5 千克的宝宝，在妈妈肚子里就没能好好发育，因此有发育迟缓的危险。

早产儿　尤其是不满 35 周出生的早产儿，有发育迟缓的危险。

肌张力低的宝宝　宝宝被抱着时，如果身体是松弛、向下沉的，宝宝抬头就会比较晚，运动发育也会迟缓。

温顺的宝宝　性格温顺的宝宝不善于表达自己的欲望和不满，因此容易被父母忽略。

睡眠时间长的宝宝　如果宝宝长时间处于较深的睡眠状态，其大脑的活动时间将会减少，因此容易出现脑部发育迟缓。

POINT 5 :: 如何照顾早产儿、低体重儿？

住院期间妈妈要经常看望、抚摸宝宝，多对宝宝说话，将妈妈和家人对宝宝的担心与期待讲给他听，并叮嘱他快点儿好起来。让宝宝听柔和的摇铃声，尽量与他对视。

如果宝宝在保温箱里，妈妈要用被子将他裹好再抱出来，并稍微用力地把他抱在怀里。妈妈抱着宝宝摇晃可以刺激他的平衡器官，唱歌给他听会更好。

20世纪90年代以来，妈妈的前胸紧贴宝宝前胸的"袋鼠疗法"被广泛应用。"袋鼠疗法"能让宝宝感觉到妈妈心跳和呼吸时胸廓的扩张和收缩，这对增加早产儿和低体重儿的体重有良好的效果。

妈妈可以把宝宝从保温箱抱到摇篮里，让他受到摇晃的刺激。每天做3次，一次15分钟。

把宝宝抱到保温箱外喂奶的时候，妈妈可以坐在摇椅上喂宝宝，让他受到摇晃的刺激。

出院回家之后，只要宝宝醒着，就尽量让他趴着，并偶尔让他侧躺。

喂母乳或牛奶的时候，妈妈一定要看着宝宝的眼睛。

在宝宝心情好的时候帮助他活动身体。妈妈可以试着弯曲宝宝的身体，使他的小脚与小脸接触，每天做3次。

打开音乐，竖着抱宝宝并轻轻摇晃，让宝宝受到摇晃的刺激。
定期去医院检查宝宝的身体和生长发育情况。

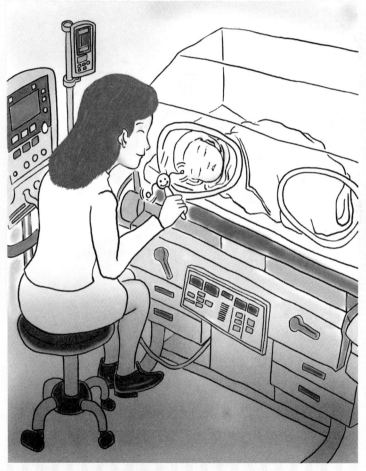

经常陪伴在保温箱里的宝宝，让宝宝听妈妈的声音和摇铃的声音。

哪些老人适合照看宝宝？

对还在学习或上班的妈妈们来说，独自抚养宝宝非常不容易。如果找不到合适的人或地方托管宝宝，她们就不得不停止学业或辞去工作。所以，如果家里有老人愿意帮忙照看宝宝，妈妈们虽然不太好意思，但也会接受。

我经常看到宝宝的妈妈和家里的老人一起带着宝宝来检查，这种情况通常都是老人在家照看宝宝。这时我们一般不会在检查开始之前询问宝宝的情况，因为如果是婆婆在帮忙照看宝宝，宝宝的妈妈在婆婆面前可能不好意思说出心里话，而婆婆会觉得这是对自己是否照看好宝宝的一个检验，便会说宝宝很好，没有什么问题。

一次，一位妈妈带着宝宝来到了检查室。这个宝宝是由她的婆婆帮忙照看的，性格温顺，而且睡眠时间比较长。仔细询问后我才知道，宝宝看起来温顺只是因为他睡得太多了，其实他总是不愿意喝奶，而且脾气也比较大。

在正常情况下，如果把玩具放到一个 8 个月大的宝宝面前，他能毫不费力地伸手抓起玩具。可看到红色骰子后，这个宝宝虽然睁大了眼睛试图去抓，但是他的手总是不能准确地伸向骰子。宝宝马上就烦了，于是开始胡乱挥动手臂，这样就更难抓到骰子了。接下来，我让他趴着，他开始吃力地爬行。我发现他只是用手臂支撑并移动身体，双腿却不能配合着对称地移动。显然，他平时很少锻炼，因此他爬行时动作很别扭，速度也非常慢。

检查结果表明，宝宝的感知发育和运动发育都有些迟缓。在这种情况下，在宝宝可以自己爬着寻找刺激，到处翻抽屉或玩玩具以前，抚养者需要主动接近宝宝并陪宝宝玩耍。

检查结果出来之后，我先同宝宝的妈妈单独交谈。她告诉我，尽管她给宝宝买了不少玩具，婆婆却总是以宝宝还没到玩玩具的年龄为由，把玩具都收起来。其实婆婆是个爱干净的人，很少把玩具拿出来给宝宝玩。而且，让她纳闷的是，婆婆总说宝宝白天睡得多，也爱发脾气，但是每到周末她陪着宝宝玩耍的时候，宝宝几乎不怎么睡觉。

其实宝宝是因为没人陪着玩耍，觉得无聊才发脾气的。而婆婆却误以为宝宝困了，所以宝宝一旦有些不耐烦，婆婆就哄着他睡觉。从来没有玩过玩具，也没有机会爬行的宝宝，他的动作怎么能不笨拙呢？看到这位妈妈不知道要怎么对婆婆说明情况，我便把她的婆婆叫进检查室，说明了宝宝的发育问题，并用稍带威胁的语气说，如果大人再不多陪宝宝玩耍的话，宝宝将来可能就得接受治疗。

对一位上了岁数的老人说这样的重话，其实我有些过意不去。但是，出现这种因为大人没有陪宝宝玩耍、硬逼着宝宝睡觉而导致宝宝发育迟缓的情况，实在令人惋惜。这个宝宝发育迟缓是因为受到的刺激太少，所以一旦抚养者多陪宝宝玩耍、给予他足够的刺激，他很快就能好转。对此我倒不是很担心，只是一想到在此之前宝宝是多么的孤单、无聊，我就感到很难受。人一旦无聊，就会变得情绪低落，而一旦情绪低落，脸上的表情也会减少。宝宝也一样。希望韩国早日建立起婴儿保育制度，让老人们不再为了照看宝宝而牺牲自己的时间，宝宝也可以和其他小朋友一起，在保育师的照顾下开开心心地度过每一天。

适合照看宝宝的老人

体力　可以独自给宝宝洗澡。

表达能力　越爱说话的老人越好。

性格　开朗，不会把怒气郁积在心里。

讲卫生的程度　对家里的环境并不要求一尘不染，喜欢更多地和宝宝玩耍的老人比较好。有洁癖的老人一般不喜欢宝宝把家里弄脏、弄乱。年龄越大，这种习惯越不容易改变。

夫妻关系　拥有美满婚姻生活的老人，对照看宝宝所带来的压力有较强的承受能力。

朋友关系　朋友多的老人可以带着宝宝到朋友家去做客，也会有朋友来家里玩，这对宝宝的社会群体意识和语言发育都有好处。

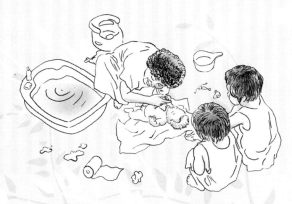

照看宝宝的老人应该能独自为宝宝洗澡，性格越开朗越好。

我的宝宝不会爬

"**我**的宝宝只会借助肚子往前移，不会用手脚爬。"

"我的宝宝用屁股蹭着床，然后就能坐起来。"

"我的宝宝没学会爬就坐起来了。"

"我的宝宝……"

"我的宝宝……"

宝宝出生后，发育最明显的就是运动发育中的大运动发育。翻过身来趴一会儿、抬着头匍匐前进、能自己坐着不倒下……宝宝的本领似乎在一夜之间突飞猛进。这些都是住在同一个小区里的妈妈们谈论得最多的话题。宝宝稍有落后，妈妈就会担心他是不是有什么问题；宝宝稍有进步，妈妈就会得意洋洋。

可问题在于，每个宝宝的运动发育进程并不是完全一致的，而妈妈们对正常的运动发育过程并不十分了解，因此很容易以错误的标准来衡量宝宝的发育状况，这样反而会对宝宝的发育产生不好的影响。

所以，我想在此详细地说一说宝宝正常的运动发育。首先，新生儿的大脑尚未分化成熟，各部分并不能执行相应的功能，所以宝宝时常会被关门声吓得全身颤抖，接着又会因为这种不由自主的颤抖而开始哭闹，这种情况会持续到宝宝出生后2个月左右。此后，宝宝的身体活动能力逐渐增强，3个月的时候便能用胳膊支撑自己的肩膀，趴着抬起头。之后，宝宝的运动发育会按阶段逐步进行。

按照老人们的经验，宝宝颤抖的时候，要用布紧紧地包住宝宝或者让宝宝趴着，以减轻他的身体颤抖。不过，虽然这种不由自主的身体颤抖会使宝宝感到害怕，但是在此过程中大脑受到的刺激有助于宝宝的身体发育。也就是说，在宝宝颤抖的时候，妈妈不必过多地约束宝宝，只要用布包住他的躯干即可，让他的四肢可以自由地活动。但是，如果宝宝被吓坏了，身体剧烈颤抖的话，妈妈则需要轻轻地把宝宝的两只胳膊放在他的身体两侧，使宝宝有安全感。

宝宝两三个月的时候，就可以自己抬头、翻身了，这时妈妈喜悦的心情是难以用语言表达的。接下来，让妈妈无比高兴的就是宝宝可以维持坐姿而不倒下。宝宝的坐可以分为两种：

一种是妈妈将宝宝摆成坐立的姿势，宝宝能自己维持坐姿而不倒下；另一种是宝宝自己坐起来。如果妈妈经常让宝宝坐着玩耍，一段时间之后，宝宝会转过身来开始趴着。相反的，如果妈妈经常让宝宝趴着玩，宝宝可以更早地开始借助肚子向前移动。因此，为了让宝宝能够早日控制自己的身体，妈妈应该多让宝宝趴着，而不是坐着。

经常坐着或者使用婴儿学步车的宝宝，练习伸腿的机会比较多，因此大多会略过爬行这一阶段，直接站立。妈妈们普遍认为，宝宝能站起来说明其运动发育好，并因此高兴不已。可事实上，爬行动作可以刺激宝宝的大脑发育，略过这一阶段对宝宝并无益处。借助肚子前移和爬行这两个动作的区别在于，借助肚子前移时只需要用双臂支撑并挪动自己的身体，而爬行是行走的前一阶段，需要经过抬头、翻身、打滚、匍匐前行等中间环节，最终发展成为真正的爬行，这些动作需要大脑、小脑之间的密切配合以及多次的学习和实践。因此，父母应该尽量多给宝宝爬行的机会。

有些宝宝爬行的时候没有交替着移动双腿，仅仅是一条腿在用力。有些宝宝虽然用双腿爬行，但只使用一只胳膊支撑身体。不过，只要宝宝在 10 个月之前开始爬行，并且爬行速度很快，父母就不必担心。

我们偶尔也能见到用屁股蹭着床移动的宝宝，这是因为宝宝长时间坐着，不会翻身。在这种情况下，只要宝宝到 16 个月时能自己行走，也没有太大问题。

促进宝宝爬行的方法

- 在宝宝醒着的时候让宝宝趴着，并在床边放一些可以发出声音的玩具，这样可以吸引宝宝努力抬头。
- 如果宝宝不能自己坐起来，就不要勉强让宝宝坐着。
- 为了促进宝宝的运动发育，不要让宝宝长时间坐在学步车里。
- 宝宝会爬行之后，试着让他把较远处的玩具拿过来。这个方法不仅锻炼了宝宝的爬行能力，而且让宝宝凭借自己的努力拿到玩具，还可以增强宝宝的自信心，可谓一举两得。
- 在宝宝能自己坐起来或爬行的时候，大人要毫不吝啬地给予称赞和鼓励。

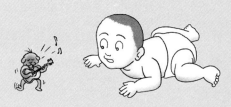

给宝宝自己抬头的机会。

有没有让宝宝
自己玩的方法？

经常有些疲惫不堪的妈妈来到我们的检查室，想要了解一些能让宝宝自己玩的方法。别人的宝宝可以独自玩耍，自己的宝宝却一刻也不愿意独自待着，这让妈妈觉得很辛苦。其实，这种想法无异于要把一个充满好奇的宝宝变成一个没有好奇心的宝宝。

一天，一位妈妈带着爱哭的宝宝来到检查室。因为宝宝哭得太厉害，她曾经去社区医院的儿科咨询，得到的建议是要多抱一抱宝宝。就这样，这位妈妈一直把宝宝抱到 6 个月大，结果现在只要她一放下宝宝，宝宝就开始哭闹。对于这种任性爱哭的宝宝，父母无论采取强硬的态度还是置之不理的态度，都是行不通的。在宝宝长到 2 岁，可以用语言表达自己的想法之前，父母都只能对宝宝妥协。尤其是 6 个月左右的宝宝，他们对周围的事物充满了好奇，但又不能自己活动，所以特别希望被妈妈抱着到处走或一起玩耍。如果要求得不到满足，他们就会发脾气。越是对周围事物感到好奇的宝宝，脾气就越大。

宝宝发育检查的目的在于客观地了解宝宝的发育状况以及宝宝与生俱来的性格，帮助父母采取正确的教育方法和抚养态度。有的妈妈觉得宝宝爱胡闹，但在检查过程中我们可以看到宝宝安静的一面；有的妈妈觉得宝宝的发育很正常，但事实上宝宝的发育已经迟缓了。

如果运动发育迟缓或行为发育问题严重到对宝宝的发育构成障碍，就要通过发育治疗来帮助宝宝发育。而如果只是因为宝宝的好奇心或天生的性格而让妈妈感到格外吃力的话，妈妈也只能怀着奉献的精神去满足宝宝的要求。要是家人或邻居能够帮忙照看宝宝，哪怕让妈妈休息一小会儿，也能让她舒缓一下情绪，宝宝的小屁股也会少挨几巴掌。事实上，如果宝宝性格温顺，他的妈妈就很难理解任性宝宝的妈妈所付出的辛苦。辛苦的妈妈可以偶尔让家人帮忙照看宝宝，等宝宝能自己走路了，就可以把宝宝送到值得信赖的托儿所，这对培养宝宝随和的性格也有好处。随着年龄的增长，任性的宝宝也会有所改变。

7 ~ 9个月

陪宝宝玩耍有助于宝宝发育

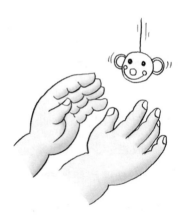

宝宝的"分离焦虑"

宝宝出生后最初的六七个月里，妈妈和宝宝全身心地互相感知，并成为彼此"特殊的存在"，这个时期是母婴依恋关系形成的准备阶段。如果在此期间不出什么大问题，此后母子就能互相依靠、互相信赖，从而形成稳固的依恋关系。于是，宝宝在 6 个月左右便开始认生，妈妈不在身边时会感到紧张，与妈妈分离会感到强烈的焦虑和不安（有些宝宝 4 个月就能认出妈妈）。

如果宝宝生来就敏感、任性的话，他可能更爱缠着妈妈。而对精力充沛、好奇心强的宝宝来说，就算妈妈不在身边，只要周围有自己感兴趣的人或事物，他也不会过于紧张。可是，一旦突然将宝宝和妈妈分开，而之前又没有其他人与宝宝建立起依恋关系，宝宝就会体验到分离带给他的焦虑感。当然，此前辛苦建立起来的良好的依恋关系也会因此化为泡影。

宝宝六七个月大时，妈妈抱着宝宝会有些吃力，再加上宝宝的身体变得灵活自如，不再像三四个月大时那么老实，所以妈妈抱着宝宝外出也不再像以前那样轻松了。有时妈妈需要外出，就只能把宝宝留在家里，而这样做就容易引起问题。

有的宝宝从六七个月开始一刻也不愿意和妈妈分开，因此被妈妈带到医院接受检查。其中大部分宝宝都经历过这样一种情况，那就是妈妈曾经在宝宝睡着后去商店或者出门扔垃圾，可就在妈妈离开的那一小段时间里，宝宝醒了，然后会因为看不到妈妈而大哭。有时妈妈会开车带着宝宝去超市买一些晚餐所需的食物，可是抱着睡着的宝宝进超市实在有些不方便，所以妈妈就想趁宝宝睡着的时候快去快回。然而，虽然宝宝的睡眠时间比较长，但在睡觉的时候他的大脑经常处于活动状态，所以妈妈离开后不久，被独自留在车里的宝宝就会感觉到异样的氛围，马上便会醒来。一旦发现本应该陪在身边的妈妈不见了，宝宝就会感到惊慌，然后会因为强烈的不安而哭得声嘶力竭。有过这种经历的宝宝，以后只要妈妈不在身边，他马上就会感到惊慌，对与妈妈分离这件事表现出强烈的不安。因此，这时妈妈要尽量多陪伴宝宝，帮助宝宝找回对妈妈的信赖。这通常需要4个月左右的时间。

这样建立起来的稳固的依恋关系会持续到宝宝 18 个月左右大。在宝宝 24 个月大之后，其自律性开始发展，因分离产生的焦虑感便会有所减轻。此时，宝宝对妈妈不再那么依恋，有时会因为想和奶奶在一起，或者在好朋友家里玩得很开心，而不愿意跟着妈妈回家。

有些宝宝的"分离焦虑"并不是因为突然的分离引起恐慌或不安，而可能是由于任性、过分认生、运动发育迟缓或者说话晚等原因造成的。这时，妈妈可以先让宝宝逐渐适应陌生的环境，或者用宝宝能够听懂的语言向宝宝说明情况，再试着与宝宝分开。对于因上述几个原因而不愿意与妈妈分开的宝宝，我们不能只依据表面现象就诊断为"分离焦虑"，并让妈妈一直陪着宝宝，因为这样反而会阻碍宝宝适应新环境。越是经验不足的宝宝发育检查专家，越倾向于只依据表面现象下诊断。为了确定宝宝"分离焦虑"的原因，我们需要先了解抚养环境、宝宝的性格以及宝宝发育的各方面因素，再考虑宝宝的"分离焦虑"到底是因为过去与妈妈分离的经历，还是因为宝宝的发育迟缓，或是因为宝宝的性格造成的，这样才能找到有针对性的解决方案。

宝宝的手部动作发育

STEP
13

一次，一个 8 个月的宝宝被带到了检查室。这个宝宝之前住了 5 天医院，因为长时间输液的缘故，他的右手无法自如地活动。于是，之前一直习惯使用右手的宝宝从此就仅使用左手了。检查时，我固定住宝宝的左手，让他不得不用右手去抓豆子。虽然他努力地想要用右手，但动作看上去非常笨拙并且不自然。接着，我让宝宝用右手拿玩具，他便不自觉地把玩具移到了左手中。他的这些举动再次证明：人的手，越是频繁地使用就越灵活；如果没有机会使用，其功能就会退化。

宝宝出生的时候紧握着小拳头，拇指内扣。从 3 个月左右开始，宝宝的小拳头开始张开，到了 4 个月，拇指也会伸开。也有些宝宝直到 5 个月，甚至 7 个月时还不能伸开拇指。如果不能将拇指伸开，宝宝就不能抓住豆子，也不能抓住玩具。大脑受损会导致宝宝伸开拇指的时间较晚，而有些宝宝虽然没有脑部疾病，但他伸开拇指的时间也比较晚。如果是后面一种情况，假以时日，他的拇指还是会自然而然地伸开。但是，如果宝宝7个月大还没能伸开拇指，那就另当别论了。

每当我看到精神发育正常的宝宝因为大脑主管运动的区域受损而迟迟伸不开拇指、抓不住玩具并因此发脾气时，怜悯之心便会油然而生。在这种情况下，父母要给宝宝较为细长的玩具，让他体会到利用手抓取物品的成就感。玩具的粗细以类似铅笔的粗细为宜。太粗了，宝宝的小手就握不住。所以，宝宝经常玩的摇铃的手柄应该和铅笔差不多粗。早产儿则需要抓取比铅笔细一点儿的玩具。

此外，还有一些拇指已经伸开却还是抓不住玩具的宝宝。他们在12个月大的时候可以用拇指和食指捏住豆子，但是想要用5根手指抓住玩具就显得有些吃力。经过仔细观察，我们可以发现，这些宝宝的手掌比较厚实，形状有点像锅盖，手指也比较短。手指和手掌的比例不协调也会导致宝宝无法牢牢地抓住玩具。不过，大人不用太担心，因为宝宝只要再大一些，就能轻而易举地抓住任何东西了。

有时会有一些身材瘦小的宝宝被带到检查室。因为手小的缘故，他们的抓取动作有些不熟练。不过，只要发育正常，再过 6 个月左右，他们就可以熟练地抓取物品了。

有一次，一位妈妈带着宝宝从一个小城市来到我们的检查室，因为她的宝宝 9 个月了还不能伸开拇指。在妈妈看来，宝宝的运动发育和行为发育都有些迟缓，但更令她担心的是宝宝迟迟伸不开拇指。

这个宝宝的拇指和出生后第 2 个月时一样，处于完全弯曲的状态。经过发育检查，我们发现宝宝的精神发育和运动发育都停滞在 5 个半月的水平。这位妈妈看上去并不是乏味无趣的人，所以我判断宝宝的发育迟缓不是由于缺乏刺激引起的。根据宝宝集中注意力的能力差、发育迟缓严重等症状，我推断，这很有可能是由大脑损伤造成的发育迟缓。

一般情况下，通过宝宝的手部动作，我们马上能了解宝宝的运动发育状况。而且，虽然手部动作的熟练度与精神发育并没有直接的联系，但是熟练的手部动作确实有助于建立宝宝的自信心。因此，通过观察宝宝的手部动作，我们也可以大致了解宝宝的精神发育状况。

各月龄段宝宝的手部动作

2个月的宝宝 拇指内扣、轻轻握拳。

3个月的宝宝 小拳头开始张开。

4个月的宝宝 尝试着用两只手去抓身体上方悬挂的铃铛，此时拇指会完全伸开。

5个月的宝宝 尝试着用手去抓桌上的豆子或骰子。

7 个月的宝宝 准确地用食指触碰并熟练地抓住豆子或骰子。

9 个月的宝宝 利用拇指、食指和中指捏住豆子或骰子。

12 个月的宝宝 利用拇指和食指捏住豆子或骰子。

手部动作的训练方法

对手部动作笨拙的宝宝来说，妈妈要尽量多为宝宝提供使用双手的机会。在宝宝 4 个月之前，让宝宝经常拿着摇铃摇晃是有益处的。

在宝宝两三个月时，为宝宝准备一个声音柔和的、可以握在手里摇晃的摇铃。摇铃手柄的粗细应该和铅笔的粗细差不多，这样宝宝才能握得牢。市面上一些适合妈妈拿的、手柄较粗的摇铃并不适合小宝宝。

如果宝宝四五个月时仍然不能伸开拇指的话，让宝宝练习握球是一个好方法。像乒乓球那样的小球可以轻松地被宝宝握住，因而对他练习伸开拇指是没有帮助的。所以妈妈在选择玩具球的时候，要选择和网球差不多大或者更大一点儿、不太坚硬的球。练习时，妈妈应该先拉直宝宝的拇指，再把球放在他的手上，帮助他握住球。

宝宝一般在快 7 个月时开始使用食指。手部动作中最重要的就是食指的使用，手部动作的熟练程度也取决于食指的灵活程度。所以，为了让宝宝经常使用食指，妈妈可以让他练习抓取像豆子那样细小的东西。练习结束后妈妈一定要收拾好豆子，以免被宝宝吞咽。

宝宝 10 个月时可以轻松地画画、抓取食物以及玩打电话的游戏。画画的时候，要让宝宝使用签字笔或其他容易书写的笔，这样宝宝才不会感到吃力，下次才可能主动提出画画的要求。父母还可以在地板或墙上固定一个画板，或者为宝宝准备专用的画纸，这样宝宝可以想画就画。无论宝宝是否画得好，父母都要给予鼓励，让宝宝多练习。

抓取食物既能锻炼宝宝的手部动作，又能激发宝宝的欲望，让他享受到游戏的乐趣。给宝宝吃饼干的时候，也可以让宝宝用手指一个一个地拿起来。妈妈还可以将水果切成小块并先作示范，然后让宝宝用拇指和食指拿起来。

宝宝开始使用食指的时候，最喜欢玩打电话的游戏。此外，玩用手指按动会发出声音的玩具，对锻炼宝宝食指的灵活性也会有所帮助。

宝宝对妈妈说的话没有反应

一次，一位好友拜托我为他单位里的一位年轻领导提供咨询。一听说有宝宝不对劲，我就坐不住了，打算马上去看看那个宝宝。

一般来说，妈妈在描述宝宝的行为时，难免有先入为主或其他主观的想法，所以在进行诊断的时候，我们通常以宝宝发育手册和宝宝在检查过程中的表现作为评估依据，而只将妈妈提供的信息作为参考。

和宝宝的妈妈通过电话以后，我了解到，这个宝宝已经8个月了，但是对妈妈的呼唤没有任何反应，所以我怀疑他患有自闭症。在去她家的路上，我回想起她的描述，仿佛能看到一个有严重发育障碍的宝宝。我想，这个宝宝可能有多种发育障碍或者精神发育迟缓，可当我打开宝宝房间的门一看——这是怎么回事？出现在我眼前的宝宝抬起头，正看着我笑呢。他漂亮得像天使一样。

无论怎么呼唤也没有反应的宝宝却不时地看着妈妈笑，这种举动在妈妈看来也许非常异常，可我只检查了2分钟便得出结论——宝宝患有先天性听力障碍，听不到任何声音。

8个月的自闭症患儿是不会对着来访的客人微笑的，而8个月的精神发育迟缓患儿大部分都伴有运动发育迟缓。可这个宝宝能如此开朗地对陌生人微笑，还能匍匐爬行，所以他的发育问题可能就是：听不到声音。

我在宝宝耳边摇晃摇铃，他只是看着我笑。接着我一边笑着吸引他的注意，一边在他的耳边用力拍掌，但他还是微笑着。看到宝宝的两只耳朵对声音毫无反应，宝宝的爸爸把怀里的宝宝交给妈妈，走出了房间，似乎受到了不小的打击。

与听力障碍不一样，自闭症是一种以社交技能受损为表现的发育障碍，曾一度被认为是由宝宝和妈妈的依恋关系异常导致的。但是许多研究已经表明，自闭症是一种先天障碍，其发病率约为万分之一。因此，妈妈无需因为宝宝患有自闭症而有负罪感。

另外还有一种叫做"反应性依恋障碍"的发育障碍，其症状和先天性小儿自闭症非常相似。一般而言，"反应性依恋障碍"

发病于 5 岁左右，患儿表现为过度忧郁、有攻击性反应或过分警觉。"反应性依恋障碍"主要与教养环境不良有关，是环境因素导致的后天情绪障碍或行为障碍，通过适当的发育治疗（亲子游戏和亲子教育）可以好转。

还有一个宝宝 8 个月了，但是从来没有和妈妈有过眼神交流，为此妈妈特地带他从外地赶来接受检查。之前宝宝在一家综合医院做过脑部核磁共振成像，也去眼科检查过，但是都没有发现异常。我试着用玩具吸引他，可他只是面无表情地看了一会儿，没有其他反应。如果宝宝生来就很少与人有目光接触，有可能患有视力障碍或自闭症；如果宝宝对玩具有反应，但有意识地躲避妈妈的目光，那就很可能患有自闭症。

在以色列，我曾经见过一个刚满 2 周的宝宝，因为和其他人之间没有目光接触而一直在接受各项检查，最终被确诊为自闭症。宝宝的妈妈为了能让宝宝没有表情的脸上出现一丝笑容，一直不懈地努力着。最后，她终于发现宝宝对揉搓肚子时强烈的皮肤刺激有反应。这位妈妈的执着感动了我们所有人。还有一位自闭症患儿的父亲干脆辞掉了工作，在宝宝身边不断地给予他良性的刺激，后来宝宝有了很大好转，最后甚至会在照相的时候露出笑容。

对并非医务工作者的普通父母来说，要想判断宝宝患有自闭症，还是患有由环境因素导致的"反应性依恋障碍"或是患有听力障碍，并不是一件容易的事情。因此，如果宝宝对妈妈的呼唤没有反应，父母首先要考虑宝宝是否有听力障碍。父母可以试着在距离宝宝耳边 20 厘米处拍掌，或者利用玩具的声音观察宝宝有没有反应。如果宝宝时而有反应，时而又没有反应，则需要在宝宝 7 个月时带他到医院的耳鼻喉科，在宝宝睡着时进行详细的听力检查。

对于能够听到响亮的声音，而对细微的声音没有反应的听力障碍儿童，或患有"反应性依恋障碍"的儿童，早期发现并治疗是预防发育迟缓的关键。在以色列，所有儿童在 7 ~ 9 个月时都会去儿童保健所接受听力检测，如有可疑症状，就会被送到大学附属医院的耳鼻喉科进行详细检查。

STEP 15

家庭环境
对宝宝尤为重要

妈妈：钢琴老师。

养育方式：喂完奶后让宝宝躺下，然后去别的房间里指导学生练琴。

宝宝：8 个月，性格温顺，吃完奶后会自己玩。

爸爸：晚上 10 点以后才回家。

检查结果：宝宝不能翻身，运动发育迟缓，做游戏时缺乏紧张感。

有的妈妈为了多赚钱，就会让宝宝躺着，然后自己在旁边工作。宝宝就这样一天到晚独自躺在房间里，没有人陪伴、没有人与他玩耍，于是他的肌张力越来越低。

性格温顺的宝宝肌张力低的情况尤其严重。大多数宝宝本身肌张力就低，难以控制自己的身体，而温顺的宝宝喜欢安静地待着，没有太多想要活动的欲望。再加上父母总让宝宝躺着，还会在他头顶悬挂旋转风铃玩具，于是宝宝就会盯着玩具看一整天，觉得无聊了就睡觉。这样一来，宝宝8个月了还不能翻身的情况就会发生。

对宝宝这一特殊群体并不十分了解的妈妈们，在被告知因为缺乏妈妈的陪伴，造成宝宝的运功和行为发育迟缓时，都会感到很惊讶。她们一方面对宝宝需要陪伴的事实感到诧异，另一方面也为自己当初对宝宝置之不理感到后悔不已。

如果宝宝未满12个月并且性格温顺的话，只要妈妈多陪宝宝玩耍、经常让宝宝趴着，宝宝正常发育的可能性还是很大的。但是，如果任性的宝宝在成长过程中表现出严重的发育问题，而直到24个月大了才被妈妈带去做发育检查，这种情况就非常不乐观了。宝宝感情丰富而且敏感，需要妈妈投入大量的时间和精力去爱护他。对学习钢琴的人来说，第一年的钢琴基础练习是非常重要的；对妈妈和宝宝之间的依恋关系来说，第一年同样重要——从宝宝出生到第12个月是依恋关系形成的重要时期。

有一次，一位妈妈带着4个月的宝宝来到检查室。妈妈说，宝宝在出生以及之后的成长过程中没有什么异常，但是不会翻身，趴着的时候不能抬头，而且没有任何表情。宝宝和父母、爷爷、奶奶以及叔叔一起生活，应该不会缺乏刺激。那究竟是为什么呢？缺乏刺激时，宝宝的表情会慢慢减少，运动发育也会迟缓。但是这位妈妈这么关心宝宝，宝宝又生活在一个大家庭里，按道理说是不会缺乏刺激的。我想不出导致宝宝发育迟缓的原因，只好将我的疑惑说给宝宝的妈妈听。听完后，她的眼眶马上红了起来。

她告诉我，因为家里经营着一家小工厂，公公和婆婆每天都早出晚归，而她自己每天也要准备工厂里 20 名工人的饭菜，大家根本没有时间陪伴宝宝。光是工厂里的事情就让爷爷和奶奶累得筋疲力尽了，回到家哪里还有精力抱孙子、逗孙子呢？而她自己每天也忙得不可开交，除了喂奶，其他时间都让宝宝独自在房间里躺着，根本没有时间和精力陪宝宝玩耍。为此，她流下了自责的泪水。

我嘱咐她说，回去之后就让宝宝趴着，在枕头旁放一些有声音的玩具或者打开录音机让宝宝听童谣。3 周后再来检查的时候，宝宝的不满增多了，但这是一个好的变化，说明他受到了关注，在向妈妈表达自己的需要。此外，他也可以趴着抬起上半身了。我告诉这位妈妈，宝宝的情况好转了很多，不用担心，她的眼睛却再次因为自责而湿润了。

对此，我不想责备任何人。对那些日夜奔波以维持生计的妈妈们来说，没有时间陪宝宝玩耍是一件多么无可奈何的事情啊！以前，听老一辈的人们说起在生活并不富足的年代，他们都没有时间好好抱一抱子女的时候，我并没有理解那是什么意思。因为在当今这个年代，过多地抱着宝宝才是大多数家庭存在的问题。但仍然有那么一些人，因为生计而挤不出给宝宝喂奶的时间。对那些辛苦工作的人，我又怎么能责备他们呢？

给忙碌的妈妈们的建议
（宝宝 1~6 个月时）

- 给宝宝喂奶的时候看着宝宝的眼睛，和宝宝说说话。
- 让宝宝趴着，在枕头旁放一些有声音的玩具或者打开录音机让宝宝听童谣。
- 如果别人觉得宝宝可爱，大可以让他（但不能是宝宝害怕的人）抱一抱宝宝，不要觉得是在麻烦别人。

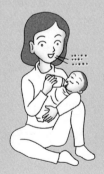

喂奶的时候和宝宝说说话。

10 ~ 12 个月

几种不当的育儿观念

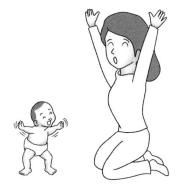

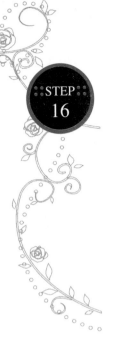

让宝宝学会"察言观色"

一天，一位戴着漂亮帽子的时髦妈妈带着 12 个月大的女儿来接受检查。检查一向是从宝宝容易完成的项目开始的。我先把插木棒的玩具拿了出来。这个项目要求宝宝将 6 根木棒插进 6 个孔里。每当宝宝将一根木棒插进孔里的时候，她的妈妈就要拍手称赞宝宝。如果父母在宝宝完成一项艰难的任务时给予称赞，宝宝就会引以为傲，信心倍增；而如果在宝宝完成过于简单的任务时，父母也给予同样的称赞，宝宝就会变得麻木。这个宝宝也不例外。她对妈妈的称赞没有任何反应，只顾着将 6 根木棒插进孔里。

接下来的项目要求宝宝将圆形和方形积木按照形状放置。妈妈响亮的掌声让我根本不能集中精神观察宝宝的动作，于是我对她说："请不要鼓掌！"宝宝连看都没看我一眼，专心地摆放积木。为了观察宝宝对检查者的反应，我故意在她伸手抓玩具的时候坚决地说："不可以。"而她完全没有要停止的意思。无论我反复说多少次，她还是背对着我伸手去抓玩具。

我按住宝宝的肩膀，靠近她，强迫她看着我的眼睛，再一次对她说："不可以。"她挣扎了一会儿，这才有些踌躇。站在一旁的妈妈看到我如此坚决地制服宝宝，紧张得一句话也说不出来，只是睁大眼睛看着我。身材魁梧、神情淡漠的爸爸则没有什么反应，只是在一旁看着。

原来，这个宝宝几乎没有挨过训斥。爸爸以前偶尔会训斥宝宝，但是现在正在配合妈妈的"训斥只会让宝宝变得畏首畏尾"的育儿哲学，因此也很少训斥宝宝了。

我和爸爸妈妈谈话时，宝宝可能觉得无聊了，开始翻我的抽屉。我再一次对她说："不可以。"她看了我一眼，开始观察我的脸色。我看着她的眼睛，用表情告诉她"不可以翻抽屉"，她才停下了手中的动作。看到宝宝这一举动的妈妈显得非常吃惊，她第一次认识到，12个月的宝宝可以听懂大人的话。

不知道从什么时候开始，"为了帮助宝宝建立自信心，一定要多称赞宝宝"成了大多数父母的育儿观念，很多对育儿颇感兴趣的妈妈在教育孩子时都以称赞和鼓励为主。对现在的妈妈们来说，称赞宝宝的一举一动已经成了理所当然的事情。

当然，以色列人也会称赞自己的宝宝，但他们的称赞和我们的称赞有很大的区别。在以色列，当宝宝做得非常棒的时候，或者在宝宝努力完成了艰难的任务时，妈妈才会称赞宝宝。如果宝宝取得了很大成果，妈妈会拍着手好好称赞一番；如果宝宝达成了小目标，妈妈会平静地称赞并鼓励宝宝；而就算宝宝失败了，妈妈也会用平和的表情告诉宝宝"没关系，再试一次"。

而我们是怎样做的呢？妈妈们认为只要拍手并极力称赞就能为宝宝带来自信心。因此，就算不是什么大不了的事情，妈妈也要极力称赞并吹捧宝宝。

有些妈妈担心宝宝看人脸色行事会令宝宝的性格变得懦弱。其实，看人脸色和性格懦弱是有区别的。比如说，宝宝并没有犯严重的过错，却被父母严厉地训斥，或者宝宝非常努力地做一件事，结果却被父母斥责，时间长了宝宝就会变得懦弱。对于宝宝认真画出来的妈妈的画像，如果妈妈以"这不是猪吗！"的态度回应，宝宝就会变得不自信，他的情商也会降低。

宝宝在真的做错事的时候被父母训斥，下一次再要做类似事情的时候，他便会观察父母的脸色。他这样做是为了了解父母的意图，是好现象。

"情商高的宝宝会看别人的脸色"，这句话是有道理的，因为识别、感受他人情绪的能力是情商的一部分。看人脸色是为了人与人之间能够和睦相处。换句话说，是为他人着想并照顾他人的表现。这是建立良好的人际关系所必需的社交能力。因此，从宝宝的自我意识开始增强的第 8 个月开始，父母应该帮助宝宝学会"察言观色"。

如何让宝宝学会"察言观色"？

父母要把重要的东西和危险物品放在较高的地方或者锁到柜子里。有时宝宝犯错情有可原，因为父母眼中的种种"错误"对宝宝来说是有趣的冒险游戏（比如爬高），所以父母要正视顽皮宝宝的种种探索行为，而不要简单、粗暴地加以制止。

父母要"统一战线"，对于绝对不能允许宝宝做的事情要达成一致意见，然后严格按照商量的结果执行（如不允许宝宝触摸煤气灶或电熨斗、摆弄易碎的陶瓷制品或吃饭挑食等）。

当宝宝做了不该做的事情时，父母要给予一两次说明和警告（如"不可以这样做"）。

如果在说明和警告后，宝宝仍然故意捣蛋，父母就要以坚决的态度训斥宝宝（如对宝宝说"停下来"、"不行"、"不可以这样做"等），然后把宝宝带到别处。

如果宝宝不愿意正视父母的眼睛或假装没有听到父母的警告，父母则要强制性地将宝宝抱住，看着他的眼睛，让他感受到父母坚决的态度。

妈妈不能因为宝宝大声哭闹就心软，不妨让他哭三四分钟，在此期间还要让他感受到妈妈坚决的态度。等他哭累了，妈妈可以拿着奶瓶或水杯对他说："好了，不要再哭了，到妈妈这儿来。"

帮助宝宝学会控制不良情绪，耐心地等他平静下来、接受父母的建议。

如果宝宝能够主动承认错误，父母要奖励他一个温暖的拥抱，并对他配合父母的行为表示赞许。

如果宝宝固执地闹下去，妈妈不要作出任何反应。等宝宝自己不哭了，妈妈再对宝宝说："到妈妈这儿来。"

在任何情况下父母都不能对宝宝施以暴力！

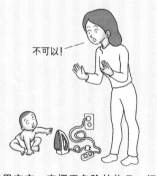

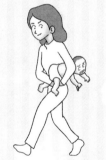

如果宝宝一直摆弄危险的物品，妈妈要对宝宝说："不可以这样做。"

如果宝宝不肯停止，妈妈要坚决地对宝宝说"不可以"，然后把宝宝带到别处或者把危险物品收起来。

不会爬行的宝宝说话晚?

STEP
17

"**您**是因为什么来我们检查室的呀?"

这位妈妈露出担心的神情说:"嗯,我的宝宝不会爬行,我担心他的语言发育会迟缓。语言发育迟缓对大脑发育有影响吧? 所以……"

"您为什么觉得宝宝不会爬行,语言发育就会迟缓呢?"

"我也不太清楚,书上就是这么写的……"

随着"爬行训练"作为治疗小儿脑性瘫痪的一种方法被世人知晓后,妈妈间就掀起了一股让宝宝爬行的热潮。进行"爬行训练"的目的是通过双下肢的对称运动刺激宝宝脑部的运动区。大脑皮层运动区严重受损的宝宝,很难完成爬行动作,而且有些大脑发育不全的智力低下儿童也不会爬行。原本是脑性瘫痪以及智力低下的宝宝不会爬行而且语言发育迟缓，妈妈们却理解为宝宝不会爬行，语言发育就会迟缓。再加上"爬行训练"成为一种治疗方法，妈妈们对此的误解就越来越深了。

就正常的宝宝而言，人们通常认为运动发育和智力发育之间不存在任何有意义的联系，但是语言发育和智力发育是有关系的。因此，就算宝宝总体的运动发育迟缓，活动能力稍微有些低，也不会导致感知发育或语言发育迟缓。举个例子来说吧，有一个9个月的男宝宝，检查结果显示他的运动发育指数为118，智力发育指数为94。我们知道，85～114属于正常范围。因此，虽然这个宝宝的运动发育非常出色，但是其智力发育却只是正常水平。与此相反，有些宝宝虽然运动发育指数仅为86，智力发育指数却达100。这些宝宝虽然在运动方面比较逊色，但其智力发育却是正常的，这样的情况并不少见。

仅仅因为宝宝没有经历爬行的阶段，就将宝宝诊断为智力低下甚至患有自闭障碍，是非常不可取的。影响语言发育或整体智力水平的脑性瘫痪确实会导致大部分患儿不会爬行，但是并不能由此得出不会爬行的宝宝语言发育就会迟缓的结论。

有很多健康的宝宝不使用双腿交替移动，而只移动一条腿爬行，有的宝宝还用屁股蹭着地面移动。造成这些情况的原因有很多种，比如过早地让宝宝坐着，过多地让宝宝使用学步车，或者宝宝站立时间过长等。不过，我觉得主要还是由宝宝的运动能力不佳以及抚养者不当的训练方法造成的。

运动能力出色的宝宝，就算抚养者的训练方法不当，他们也能自行克服并正常地发育。但是肌张力偏低，身体僵硬或像父母一样运动能力不佳的宝宝，就会爬得晚一些。如果宝宝属于后面一种情况，父母应该经常让宝宝趴着。宝宝长时间坐着会失去练习爬行的机会，从而直接学习站立并行走。

宝宝不会爬行，父母要特别注意是不是因为他的大脑受到损伤而导致其发育迟缓。如果宝宝整体运动发育迟缓，而且手部动作、集中注意力的能力以及社交能力都落后，就需要通过发育检查来明确诊断。但是，如果宝宝整体的感知发育正常而且手部动作灵活的话，不会爬行的原因就可能是宝宝觉得身体沉重或肌肉僵硬。所以我们应该先找出具体的原因，然后再决定是否需要让宝宝接受物理治疗。

促进宝宝运动发育的方法

从宝宝出生后 1 个月开始，在宝宝醒着的时候要尽量让他趴着，这样有助于他练习控制自己的身体，更早地学会爬行和站立。生来运动能力就好的宝宝在 6 个月之前能自己翻身。

不要刻意让宝宝坐起来或站立。宝宝的运动发育应该从颈部开始，再到肩部、背部、腰部和腿部，这才是自然的发展过程。刻意让宝宝坐起来或站立会打断宝宝发育的自然进程，反而会阻碍宝宝发育。

不要使用学步车。宝宝在向前弯曲身体的同时移动膝盖才能爬行。在使用学步车时，宝宝背部的肌肉用力，这会使他的身体向后弯曲。而且，宝宝在学步车里养成的同时使用双腿的习惯最终会妨碍他在爬行时交替使用双腿。如果一定需要使用学步车，一次不要超过 20 分钟。

有没有让宝宝长高的方法?

我的一位好朋友是我初一时的同班同学。从小我就比别的小孩高。当时班里一共有 70 名学生,论身高我排第 3,朋友排第 43。无论是当时还是现在,朋友和我站在一起时,身高总是相差很多。可身材矮小的她从来没有因为我个子高而不愿意和我走在一起,也从来没有因为自己身材矮小而不自信,反而总是我这个高个儿看着她的脸色行事。

朋友擅长体育,曾经当过学校的体育部部长;而她毕业于美术大学,美术也是她的强项。直到现在,她都不穿高跟鞋,就算身材矮小,也一向是牛仔裤加运动鞋的装扮。朋友表现出来的自信让我在很久以前就领悟到,不要用轻视或异样的眼光看待身材矮小的人。实际上,在检查宝宝发育状况的过程中,我很少见到因为个子小而出现发育问题的宝宝。但是，依然有很多父母因为宝宝个子小而发愁，请我为宝宝检查。

只因为宝宝看起来矮小就认为他的运动能力或智力低下，这是一种无知的偏见。身高和运动能力以及智力之间并没有必然联系。但是无论我怎么说，妈妈们也不会感到满意，甚至有些妈妈会问："宝宝其他方面都挺好的，难道就没有什么方法能让宝宝长高吗？"并要求我向她们介绍一些可以帮助宝宝长高的运动方式或食物。

妈妈们如此执着，多半是因为其他人的指指点点给她们造成了巨大的心理压力。其实，父母和宝宝本人可能并没有觉得个子矮小有什么不方便，也没有把它当做一个严重的问题来看待，但是周围的人总会说一些像"哎呀，宝宝个子这么小，身体没什么问题吧"、"宝宝，你怎么这么小呀？要多吃一点儿才能长高"这样的话，好像宝宝真的有什么问题似的。听到这样的话，妈妈们的心情自然难以平静。

那么，通常人们所说的个子矮小是以什么为标准的呢？

曾经有一位妈妈带着 10 个月的宝宝来接受检查，原因是她觉得自己的宝宝个子矮小。我问她："正常情况下 10 个月的宝宝应该多高？"她的回答和大部分妈妈一样，所说的数值是同月龄段宝宝身高的平均值。我先向她解释，她所认为的正常身高的范畴是不正确的。一般来讲，个子矮小是指宝宝的身高低于 10% 的情况。身高低于 3% 或 5% 时，我们才会考虑宝宝是否患有疾病。

在评估宝宝的发育状况时，我们将 100 个相同月龄的宝宝的各项数值按照从低到高、从小到大的顺序排列，位于前 10 名的即为低于 10%。因此，在评估宝宝的身高、体重以及头围时，高于 10% 到低于 90% 被认为是正常范围。

但是，妈妈们经常将挂在儿童保健所或医院墙壁上的各月龄段宝宝的标准成长值（50%）作为评估标准。她们将宝宝的各项数值与上述的标准成长值对比，如果宝宝的体重或身高略低于标准，她们就认为宝宝的体重未达到正常水平或个子偏矮；如果略高于标准，她们就认为宝宝偏重或偏高。可事实上，将这个数值作为评估标准是不正确的，因为它只是一个平均值而已，不能以此为标准衡量宝宝的成长发育状况。在 100 名相同月龄的宝宝当中，身高或体重排在第 3 ~ 97（或第 5 ~ 95）名的宝宝都属于正常范围。换句话说，正常的范围是非常宽泛的。

错误的评估标准以及人们的偏见使父母为了没有任何发育问题的宝宝徒增了许多烦恼。其实，宝宝的身高和体重只要超过第 3 或第 5 名，父母就大可不必担心。

不知从什么时候开始，人们开始偏爱又高又瘦的体形，因此社会上产生了一种贬低矮胖者的倾向，甚至开始流行一些类似"长腿"、"小短腿"的词语，而"与肥胖的战争"、"100 天减肥计划"等疯狂的减肥广告更是铺天盖地。我不知道问题的症结在哪里，也非常担心这种以貌取人的不良社会风气会对宝宝的健康成长造成负面影响。

:: POINT :: 10 | 小个子宝宝的养育方法

因为宝宝个子小，妈妈容易把他当做刚出生的小婴儿，有的妈妈甚至像抱洋娃娃一样一直把宝宝抱到 10 个月大。身材矮小并不会导致人体的免疫力下降，所以父母养育小个子宝宝要合乎宝宝的发育阶段，而不要以宝宝的身高作为判断标准。

为了让宝宝多吃多长，父母容易在宝宝的营养摄入方面消耗过多的精力。追着宝宝喂食会使宝宝的脾气变得越来越大，越来越爱耍赖。而身材矮小的宝宝如果太胖，不仅不好看，还有可能引发其运动发育方面的问题。

如果父母因为宝宝个子小而整天唉声叹气，对宝宝的自信心会产生消极的影响。我们应该像以色列的父母一样，对宝宝说："我们的宝宝已经很高了！"

只要宝宝发育正常，就算身材矮小，父母也不需要太担心。

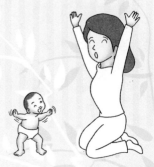

只要宝宝发育正常，就算身材矮小，父母也不需要太担心。

初学走路的宝宝

在宝宝周岁生日聚会的时候，父母和祖父母都希望宝宝能向大家展示其学习走路的成果，因为在大多数人看来，很早就会走路的宝宝是聪明的宝宝，而1岁了还不会走路的宝宝不会很聪明。其实，对在18个月大之前学会走路的宝宝来说，其智力和运动发育水平是没有直接联系的，但父母还是希望宝宝在1岁时就能走路。而如果宝宝马上就1岁了，却还不会走路的话，父母的心情会怎样呢？难免会有些急躁吧。

一天，一位年轻的妈妈因为宝宝的步态异常，带着1岁的宝宝来到了检查室。据我观察，这个宝宝走路时双腿间距很大、双臂不能贴在身体两侧、动作笨拙、速度也比较慢。宝宝的妈妈告诉我，因为先生的工作需要，从宝宝出生到6个月大，他们一家人都在国外生活。由于当时居住的房子没有地暖，为了不让宝宝受凉，她就只好为宝宝穿上厚厚的几层衣服。不知道是不是因为这个缘故，她发现宝宝好像不能自由地活动身体，一直处于受压抑的状态。无奈之下，她只好带着宝宝回到国内。回国后他们便生活在有地暖的房子里，然后宝宝渐渐地学会了爬行，不到 1 岁就会走路了。

一般来说，宝宝 4 个月时开始翻身，七八个月时开始爬行，10 ～ 12 个月时开始走路。如果这段时间正好是冬季，宝宝就会有运动发育稍微迟缓的可能，因为厚重的衣服难免会限制宝宝的身体活动。不过，在大多数情况下，这不会对宝宝的发育造成很大影响，所以妈妈们不需要太担心。至于有人说"冬天出生的宝宝运动发育晚"，说的也是这种衣服穿得太多影响宝宝活动的情况，妈妈们也不用太担心。

除了上述情况外，有一些妈妈因为宝宝走路时撅着屁股或挥动双臂而前来咨询，也有一些妈妈因为宝宝八字脚或走路时双脚分开得太宽而带着宝宝来接受检查。

宝宝在从爬行过渡到两脚站立并开始行走的过程中，往往难以掌握身体的重心。简单地说，和人们在冰面上走路一样，宝宝每向前走一步都感觉像要滑倒似的，所以自然而然地就会张开双臂并弯曲双腿以维持身体的平衡，而双腿一弯曲屁股就容易撅起来。我们第一次穿着冰鞋走上冰面的时候就是如此。

宝宝无法维持身体平衡时表现出来的笨拙步态会随着身体平衡感的建立，慢慢转变为稳定的步态。

宝宝初学走路的时候，大多数妈妈会牵着宝宝的手。但是，宝宝在爬行和行走的过渡时期总是跌倒的主要原因并不是他的双腿没有力气支撑身体，而是因为他保持不了身体的平衡。宝宝的双腿与骨盆连接，如果骨盆和双腿的连接处（即髋部）失去平衡，他就会向前跌倒或向后仰。因此，妈妈可以扶住宝宝的髋部，这样他就能轻松地保持身体平衡了。

在周岁生日聚会时，不论妈妈怎么拉宝宝的手，宝宝还是一直摔跤。这时，如果爸爸试着用手扶住宝宝的髋部，帮助宝宝稳住身体，宝宝就能掌握平衡，牵着妈妈的手在众人的注视下迈出好几步。这是宝宝第一次牵着妈妈的手走路，爸爸的脸上也露出了自豪的表情。这一幕令人不禁感叹，全世界的父母都是幸福的，因为宝宝的每一个小小的进步都能让他们开心不已。

如何帮助初学走路的宝宝?

夏天不要给宝宝穿袜子。

将椅子挪到宝宝身旁，把玩具放在椅子上，让宝宝扶着椅子站起来，练习横着走。

在冬天，如果宝宝能牵着妈妈的手迈出几步的话，就给宝宝穿上硬底的鞋子。近来市面上出现了一些能够防止宝宝滑倒的、底部有橡胶颗粒的袜子。但是，让宝宝在冬天穿着袜子走路还不如穿着鞋子走路，因为鞋子可以保护和支撑宝宝的脚踝。要选择鞋底软硬适中的鞋子，而不是柔软的布鞋。

如果宝宝在初学走路的时候身体摇晃，妈妈应该跪在地上，扶住宝宝的髋部，而不是拉着宝宝的手。

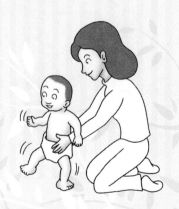

如果宝宝在初学走路的时候身体摇晃，妈妈要扶住宝宝的髋部。

13 ~ 18 个月

了解宝宝的性格

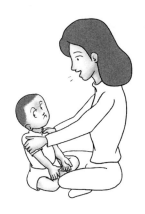

宝宝用头撞地板

一天，一位妈妈带着 14 个月的宝宝来到检查室。她目前已经是两个孩子的母亲了，对养育孩子非常感兴趣，打算将来再生一个。她的先生也特别喜欢孩子，觉得孩子给他带来了很多乐趣。

这个宝宝看上去既活泼又机灵。有这么一个健康、聪明的宝宝，这位妈妈一定很让人羡慕。可就在我准备进行检查的时候，宝宝突然发起了脾气，开始在垫子上打滚。妈妈觉得可能是因为早上出门太早，宝宝肚子饿了，问我能不能先给宝宝喂奶。她一边掀起上衣喂奶，一边不好意思地告诉我，宝宝还没有断奶。她说，每次她试着让宝宝断奶，宝宝就会用头撞地板，哭着在地上打滚，于是她不得不放弃。直到现在，宝宝稍有不满就会哭着用头撞地板。

宝宝遇到不顺心的事情就大声哭闹并手脚乱动，这就是我们所说的"耍赖"。比起文静的宝宝，精力充沛、爱活动的宝宝更爱耍赖。而且，随着自我意识的增强，宝宝也会变得有主见，自然而然地就会出现这种现象。宝宝会用"耍赖"这种方式表达想要展示自己的欲望，想要引起关注的欲望，因此当"耍赖"能让他如愿以偿或为他带来更多关注时，他就会不停地耍赖。对宝宝来说，面对要求完美、支配欲强的父母时，"耍赖"可以让他从父母带给他的压力中解脱出来；有时"耍赖"也是一种免受惩罚的手段，因为最舍不得宝宝哭的就是父母。

基本上，宝宝的"耍赖"行为在开始爬行的时候便会出现，在 14 个月开始走路时变得严重，在 24 个月开始跳跃时会更加严重。而且，各个时期"耍赖"的表现是不一样的。"耍赖"在 7 个月时表现为剧烈的哭闹，在 14 个月左右宝宝可以行走时表现为趴在地上抗议，严重时还会发展为用头撞地板。到了 24 个月宝宝能到处跑了时，"耍赖"可能升级为剧烈的挣扎或用力呕吐；而如果大人还是无动于衷的话，"耍赖"就会发展为屏住呼吸、翻白眼等。

这个宝宝快 14 个月了还不肯断奶，甚至会为此用头撞地板，可见是个很执拗的宝宝。宝宝是妈妈的心头肉，大多数妈妈对宝宝的哭闹没辙，因而宝宝通常很容易用"躺在地上打滚"或"用头撞地板"来达到目的。这个宝宝也是如此，一不顺心就以哭闹来抗议，因为他每次耍赖都能得到"好处"呀。何乐而不为呢？

24个月之前的宝宝耍赖可能是因为自身承受压力的能力不强，也可能是因为宝宝有容易被激怒的性格。但我们要知道，父母不太恰当的教养方式也会滋长宝宝的坏脾气。如果看到父母大声叫骂、扔东西或用力摔门，宝宝就会模仿。父母应该灵活应对宝宝的各种问题，过分的教条主义或前后原则不一致都会让宝宝更加肆无忌惮。同时，执拗的宝宝对父母的状态是非常敏感的，如果父母表现出疲惫、忧郁或脾气大，宝宝也会跟着发脾气、耍赖。

宝宝"耍赖"的5个阶段

第1阶段　哭得很厉害或大发脾气。

第2阶段　身体向后倒，躺在地上或在地上打滚。

第3阶段　摇头或抓头发，严重时会用头撞地板。

第4阶段　呕吐或用手抠喉咙，故意催吐。

第5阶段　屏息5~10秒、翻白眼。

　　一般来说，从18个月到5岁左右，宝宝"耍赖"的情况会逐渐消失。

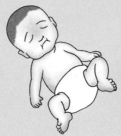

"耍赖"行为很严重的宝宝，有时甚至会故意屏住呼吸。

正确对待耍赖的宝宝

　　面对宝宝毫无理由的哭闹，父母不予理会有时是一个好的选择。要知道，只要有观众，宝宝的哭闹就会持续下去，而如果没有了观众，"小演员"很快就会觉得索然无味。所以，在宝宝哭闹时，妈妈可以将视线转移到别处，做一些其他的事情，这样宝宝就会知道哭闹并不能引起妈妈的注意，渐渐地就会减少哭闹的次数。同样的道理，如果家里不止一个宝宝，忙得晕头转向的妈妈就不可能每次都在宝宝哭的时候予以关注，宝宝哭闹的情况反而比较少。所以，就算是自我意识非常强的宝宝，如果哭闹一段时间后没能引起妈妈的注意，他就会做一些其他的事情，从而学会调整自己的情绪。

　　但是，在目前这个以核心家庭为主的时代，只有妈妈和宝宝两个人在家时，妈妈很难真正狠心不理宝宝。不过在我看来，妈妈可以和宝宝保持一定的距离，做一些其他的事情，并不时地对宝宝说"好了"，让他知道妈妈坚决的态度。虽然这样做会让妈妈消耗一定的体力，但是效果更好。在对宝宝说"好了"的时候，妈妈不要抬高声调，因为这样会让宝宝以为妈妈在发脾气。低沉的声音才能带来紧张感。

　　另外，妈妈要看着宝宝的眼睛，让他感觉到妈妈坚决的态度，这样更有效。小家伙们是非常敏感的，可以通过听觉和视觉迅速察觉妈妈的意图。如果在对视的过程中妈妈先回避了宝宝的目光，这就无异于将控制权交给了宝宝。如果宝宝觉得自己的行为过分了，就会闭上眼睛或看向别处，肯定不会看妈妈的眼睛。

如果宝宝一直躲避妈妈的目光，妈妈可以按住宝宝的肩膀，不让他挣扎，直视他的眼睛并对他说"好了"。用"妈妈要打你了"这样的语言威胁宝宝或用不耐烦的语气训斥宝宝（如"闹够了没有"），其实是不可取也没有效果的做法。

"耍赖"行为是宝宝自我意识发展过程中的一个自然现象。为了预防宝宝耍赖，父母应该为宝宝的行为制定指导性的原则。而处于矛盾状态中的宝宝，因为不知道应该如何行动，反而会期待父母为其作决定。因此，父母要明确地告诉宝宝哪些事情可以做，哪些事情不可以做，这样才有助于宝宝的自我意识发展。

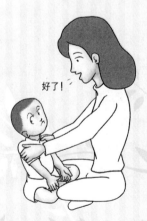

好了！

如果宝宝一直耍赖，妈妈要坚决地对宝宝说："好了！"

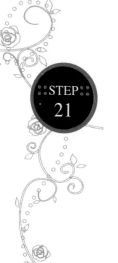

不会走路的宝宝
和不愿意走路的宝宝

我曾经接诊的一个宝宝 10 个月时就能站起来了，但是 14 个月大还不愿意走路。在检查宝宝的精神发育状况时，我发现他的注意力很集中，但是在做诸如放豆子、拼图等不太容易的检查项目时，他就会发脾气，把玩具弄乱。通常，注意力集中的宝宝比较有耐心，而这个宝宝的注意力在短时间内比较集中，耐心却显得有些不足，这说明他是个急性子。他的检查结果为正常范围内的较高水平。

在进行运动检查的时候，宝宝快速地在检查室里爬来爬去。他的奶奶说，在家时他还能爬到餐桌上。妈妈也告诉我，如果播放音乐，宝宝会站起来跳舞，但就是不愿意走路。每次尝试走路时，他都会因为急于迈步而跌倒。

就像他妈妈说的那样，他不是不会走路，而是不愿意走路。不愿意走路的宝宝有这样一些特征：感知发育正常、爬行速度快、性子比较急或身体平衡感不好。既然爬着去目的地比走着快，性子急的宝宝当然就不愿意练习走路了。

不过，这些不愿意走路的宝宝最晚也会在 16 个月之前开始走路。因此，只要宝宝的精神发育正常，可以爬行并且能够独自站立，就算现在不走路，也可以观察一段时间，到宝宝 16 个月大时再说。平时给宝宝穿硬底的运动鞋可以帮助宝宝练习走路，因为运动鞋可以支撑宝宝的脚踝。而且，穿上运动鞋之后，宝宝爬行起来就不那么方便了。

在检查的过程中我观察到，不仅宝宝很性急，奶奶也是个急性子。感知发育检查中有一个项目需要宝宝从透明塑料盒中拿出玩具兔子。这个 14 个月大的宝宝没有马上行动，而是花了近 20 秒的时间看着盒子里的兔子并思索着，然后发现盒子上方有一个孔，便要伸手去拿兔子。可是，站在一旁的奶奶很着急，自己伸手拿出了兔子。

在通常情况下，宝宝的性格受遗传的影响比较大。如果宝宝的爸爸或妈妈是急性子，又被一个性急的抚养者养育，宝宝就很有可能成为急性子。妈妈们会问，面对性急的宝宝应该怎么办？其实，怎么办并不重要，重要的是要理解并接受宝宝天生的性格。如果一家人尽可能地在宝宝面前表现得不慌不忙，宝宝在环境因素的影响下就能变得从容一点儿。

不会走路的宝宝
和不愿意走路的宝宝

- 因为大脑发育迟缓而不会走路的宝宝，不但感知发育落后，从抬头到站立的过程也会比正常的宝宝慢，动作也会缓慢而且笨拙。

- 性格很谨慎的宝宝，虽然感知发育正常，但是因为做任何动作都很小心翼翼，所以爬得不快，而且自己没有把握时也不会轻易站起来练习走路。

- 因为运动能力有些落后而不愿意走路的宝宝，不仅开始爬行的时间晚，爬行的动作也比较缓慢而且笨拙。

- 只要宝宝在 8～16 个月之间开始走路，就属于正常情况。如果宝宝其他领域的发育没有任何异常，只是走路比较晚，可以观察一段时间，到宝宝 16 个月大时再说。

- 因发育迟缓而不会走路的宝宝，一般要到 17 个月以后才能独立行走，而且走路非常不稳。

发育晚的宝宝
和发育迟缓的宝宝

STEP 22

"**我**的宝宝现在已经 14 个月了，能迈出一两步，但是不会自己走路。宝宝 5 个多月了才会翻身，一直到 10 个月的时候才开始爬，1 岁的时候都没有想走路的意愿。"

"宝宝现在只会叫'妈妈'。他想吃东西的时候就拽着我的手，让我打开冰箱的门。别人说的话他好像都能理解，但是自己不会说。"

从宝宝出生到 12 个月大，变化最明显的就是运动发育。因此，我们以宝宝开始抬头、翻身、爬行、站立和行走的时间来评估宝宝的发育状况。如果宝宝的身体活动落后于同一月龄段的宝宝，妈妈就会感到不安。

宝宝学会走路之后，语言能力开始快速发展。宝宝只要说出一句之前没有说过的话，妈妈就会感到自豪，认为宝宝很聪明。但是，如果宝宝24个月大了还只会叫"妈妈"，或者干脆连以前偶尔会说的"爸爸"也不说了，妈妈就会担心宝宝不够聪明，并因此而不安。

宝宝的发育主要可分为以下4种："大运动发育"包括抬头、翻身、爬行、站立和行走等身体活动；"精细运动发育"包括抓握、触摸、操作等手部活动；"感知发育"是指对周围环境的适应能力和对感觉差异的分辨能力；"语言发育"又可以分为理解能力和表达能力。

大运动发育　　⇒　　身体活动

精细运动发育　⇒　　手部活动

感知发育　　　⇒　　适应环境、分辨感觉差异的能力

语言发育　　　⇒　　理解能力、表达能力

我们常说的"发育晚的宝宝"有说话晚和运动发育迟缓的倾向，但是语言理解能力是正常的，而"发育迟缓的宝宝"的语言理解能力低于正常水平，并伴有说话晚或运动发育迟缓的情况。

简单地说，"发育晚的宝宝"即使在1岁时没有学会走路，但是到了第14个月或第15个月时一般就能走路了；虽然只会

判别标准	
发育晚的宝宝	发育迟缓的宝宝
虽然第16个月时才开始走路，但是能理解"妈妈的眼睛在哪里？"这句话的意思	第16个月之后开始走路，不能理解简单的语句，如"请拿过来"、"请给我"等
第30个月时只会叫"妈妈"，但是能理解"大"、"小"等概念。能记住简短的故事	第30个月时只会叫"妈妈"，不能理解"妈妈的眼睛在哪里？"这句话的意思
虽然第36个月时不能表达自如，但是能够理解别人大部分的话。能拼出5块以上的拼图，并能握住铅笔画圆圈	第36个月时不能表达自如，不能理解"大"、"小"等概念，很难握住铅笔画圆圈

叫"妈妈"，但是能听懂别人说的话，而且一旦开始说话，就能表达自如。

而"发育迟缓的宝宝"，运动能力显得稍差一点儿，思维能力和理解能力也多少有些落后。这种情况下，如果父母抱着"再等等看"的态度而不采取任何措施的话，就会导致宝宝的发育严重迟缓。其实对"发育迟缓的宝宝"来说，尤其是轻微迟缓的情况，如果父母能够早期发现并给予适当的刺激，宝宝依然能正常发育。对运动发育迟缓的宝宝，父母要尽量多为宝宝提供自己活动身体的机会。而当宝宝的思维能力落后时，父母多给予宝宝新鲜的刺激可以让宝宝获得更多思考的机会。

属于情商范畴的对事物的感兴趣程度和情绪控制能力较低是"发育迟缓的宝宝"通常会有的发育倾向，一般表现为宝宝对新玩具或新环境的兴趣或探究欲望比较少、性格过于温顺或脾气特别大。

　　宝宝的各种能力发展得特别快，因此，父母不仅要用爱呵护宝宝，也要细心地观察宝宝的每个动作，了解宝宝的发育状况。及时发现宝宝的问题并采取措施解决问题是父母所必需的能力。

宝宝的五种气质类型

宝宝与生俱来的气质决定了宝宝的行为特点。我们可以根据宝宝对新鲜事物的反应、对陌生人的反应以及处于有压力状况下的反应，对宝宝的气质进行分类。

了解了宝宝与生俱来的气质，父母就能理解自己的宝宝和别人的宝宝为什么会有不一样的表现。

:: 松鼠型宝宝

比起成年人，宝宝对身边发生的事情更加感兴趣。松鼠型宝宝几乎不看检查者的脸，所以无法觉察出检查者的意图，而且他们也不关心检查者的意图。对玩具强烈的探究欲使他们一看到检查者拿出玩具就会伸手去抓，有时他们还会因为没有耐心等检查者拿出玩具而亲自去拿。

松鼠型宝宝对周围环境有强烈的探究欲，所以他们爬得快、走得快，出手也快。他们受了训斥不会太在意，挨打或者遭到阻止时也只是短暂地停止活动，过一会儿又会去尝试。无论所处的环境如何，他们始终会积极努力地满足自己的欲望。

这种类型的宝宝就像为了寻找橡子而不停活动的松鼠，总是很忙碌，让人感觉他们个性散漫或注意力不集中。此外，松鼠型宝宝的瞬间判断能力和目标性很强，因此他们容易表现出以自我为中心的倾向。如果父母阻止宝宝的某些行为，有些宝宝会哭闹，但松鼠型宝宝不会放在心上，而是会先把目光转移到别的玩具上，等一会儿再尝试。无论父母如何训斥也不能完全阻止他们。

松鼠型宝宝的精力集中在眼睛和身体的活动上，所以他们说话相对比较少。由于不关心别人说话的意图，他们的语言发育会显得有些迟缓。他们不愿意待在家里，喜欢去户外，一旦出了门往往就不愿意回家。而且，如果没有自己想玩的玩具，他们有时会不配合检查。松鼠型宝宝很少有运动发育迟缓的情况。

父母应该经常将松鼠型宝宝带到刺激较多的环境中，只要看着宝宝不让他们受伤，他们就能通过周围发生的事情自我学习。反之，松鼠型宝宝对需要坐着玩的游戏或书本不感兴趣，所以一味地要求他们乖乖地坐在家里看书，往往会令父母和宝宝都疲惫不堪。

因此，父母早点将松鼠型宝宝送到托儿所是一个可行的办法。在那里，宝宝喜欢跟着比自己能干的哥哥、姐姐们，不愿意与比自己小的宝宝玩耍，所以就算和大一岁的宝宝相处也不会有太大问题。

∷思考型宝宝

思考型宝宝在对新玩具感兴趣的同时，也会试图了解检查者的意图，所以在伸手去拿玩具之前，他们会三番五次地将目光从玩具转移到检查者的脸上，观察检查者的表情。检查者在作示范时，他们会认真地观察并试图理解。有些宝宝觉得自己也能跟着做了，就会露出得意的笑容或伸手去抓玩具。有些宝宝则更加谨慎，只有在得到检查者的鼓励后，他们才会伸手。检查者称赞宝宝"真棒！"时，他们会露出满意的笑容。

思考型宝宝一向小心谨慎，运动发育不会很出色。虽然对新玩具很感兴趣，谨慎的宝宝有时需要在父母的鼓励之下才会动手玩玩具。尽管宝宝还不会说话，但是父母可以用眼神与他们交流。在试着与宝宝交流的过程中，父母能获得很大的乐趣。

思考型宝宝懂得去观察父母的意图。因此，如果父母能坚持用表情和语言向宝宝表达自己的意图，就可以帮助他们提高思维能力。

社交积极性比较差的思考型宝宝到了人多的场合会感到沉重的心理压力，所以父母要小心地观察宝宝的情绪变化。但是，随着宝宝的成长，他们与陌生人交流并形成亲密感的能力会有较大的提高。

:: 任性型宝宝

这种类型的宝宝不但爱哭，喝奶时也不好好喝，过了一会儿又要喝奶，经常令妈妈疲惫不堪。不仅如此，要是不立刻满足宝宝的要求，宝宝就会哭得声嘶力竭、满脸通红，就算满头大汗也不会停止。从出生后1个月开始，妈妈就得一直抱着宝宝，宝宝的体重也不像别的宝宝那样噌噌地往上长，这些都让妈妈操心不已。

6个月大的任性型宝宝，哭的时候经常只有哭声没有多少眼泪，而且一边哭一边看着妈妈的脸色。不管妈妈抱还是不抱，他们都不停地哭；不管手忙脚乱的妈妈做什么，他们都会哭到自己解气或是睡着为止。

心情好的时候，任性型宝宝是爱笑、爱撒娇的小天使，可一旦哭起来，他们就会变成不达目的誓不罢休的小恶魔。如果妈妈抱着"倒要看看是你赢还是我赢"的态度，对哭闹的宝宝不予理会，他们就会更加拼命地哭。到最后，取得"胜利"的往往还是他们。

任性型宝宝学会了爬行或行走等自律行为之后，闹脾气的情况会有所减少。随着语言能力的提高，宝宝的哭闹会逐渐消失，但是在要求没有得到满足时，他们耍赖起来会更厉害。有些宝宝甚至会因为父母没有买他们想要的玩具而趴在百货商店的地上大哭大闹。

情况严重时，任性型宝宝毫不在乎检查者的意图，就算检查者生气了，他们也不会看向检查者，只顾着做自己想做的事情。如果被检查者或者妈妈训斥了，他们就会试图放弃玩具并离开检查室。被训斥也好，挨打也罢，任性型宝宝这种"一只耳朵进，一只耳朵出"的态度往往会让妈妈觉得宝宝在漠视她，让妈妈十分气愤。

体力好、说话有分量的爸爸或者爷爷也许能让任性型宝宝老实一点儿，而体力差、声音细微的妈妈很难管住这种类型的宝宝。此外，任性型宝宝不喜欢与同龄的宝宝玩耍，而喜欢跟着可以满足自己要求的大人或者比自己大很多的哥哥或姐姐。

在任性型宝宝 24 个月大之前，父母要多顺着宝宝，因为严厉的管教只会令他们的脾气变得越来越大。如果妈妈为了纠正宝宝的坏习惯而使用暴力的话，妈妈和宝宝的依恋关系就可能遭到破坏，妈妈也会感到身心俱疲。

如果不满 6 个月的任性型宝宝大哭大闹，妈妈无论怎么哄逗都是没有效果的，所以妈妈应该平静下来、深呼吸，不要让宝宝的哭闹左右自己的情绪。把宝宝抱在怀里哄逗是一件十分消耗体力的事情，所以在等待宝宝自己平静下来的过程中，妈妈可以把他放在婴儿车里、摇晃婴儿车，或者让他趴着、抚摸他的背部。

宝宝学会走路之后，妈妈训斥调皮的宝宝时，就算得抓着他的下巴也一定要让他看着自己的眼睛，这样他才听得进去。一味地冲着宝宝吼叫、发脾气或打骂都是不可取的。妈妈首先应该让宝宝停止正在做的事情，看着他的眼睛，并要求他看着自己的眼睛。另外，越是任性的宝宝，妈妈越应该在平时好好地陪他玩耍，让他觉得和妈妈在一起很有意思，不然宝宝在被训斥的时候会全然不顾妈妈的感受。如果妈妈总是发脾气，宝宝就不会对妈妈的训斥作出任何反应。

:: 温顺型宝宝

在各种气质类型的宝宝当中，最让父母省心的就是温顺型宝宝了。只要吃饱了，他们要么自己躺着玩，要么一直睡到下一次喝奶的时候。他们只在饿了或者尿布湿了的时候才会哭。

大部分性格温顺而且聪明的宝宝，其运动发育和智力发育都是正常的。他们就像是天赐的、能为父母带来无限喜悦的小天使，让父母非常省心。

然而，如果宝宝性格温顺又睡得多，那么他从出生时起就有发育迟缓的倾向。而如果父母没有提供适当的帮助，宝宝的肌张力会逐渐减弱，于是会出现运动发育严重迟缓或感知发育迟缓。

虽说新生儿的睡眠时间比较长，但是妈妈不应该让宝宝一次睡4个多小时而中途不给宝宝喂奶，因为这样宝宝的体重就会逐渐减轻。尤其是以母乳喂养时，宝宝喝着喝着就睡着了，所以妈妈难以确定宝宝到底喝了多少，也不容易觉察宝宝的体重是否在减轻。与此相反，如果妈妈因为宝宝不拒绝就不断喂奶，那么宝宝又会因为肥胖而影响其运动发育。

如果没有父母陪伴，温顺型宝宝通常会自己玩耍或看着婴儿床上方的旋转玩具，可这种单调的外在环境极可能无法提供宝宝大脑发育所需的刺激。如果您的宝宝性格温顺，应该让他从新生儿时期开始就尽量趴着。宝宝趴在柔软的棉被上时会有堵塞鼻孔的危险，所以父母应该让宝宝趴在平坦结实的地方。让宝宝在醒着的时候趴着有助于他练习抬头。就算宝宝没有要求，父母也应该经常与宝宝进行眼神交流，为宝宝创造一个视觉刺激和听觉刺激比较多的环境，从而促进宝宝思考。要知道，发育迟缓的宝宝中有不少就是温顺型宝宝。

:: 听话型宝宝

"请把这里的纸屑扔到垃圾桶里。"

"玩具应该放到玩具收纳桶里。"

所有的妈妈都希望自己的宝宝乖巧听话。有的宝宝对妈妈要求的所有事情都会照做，不会表现出任何不情愿的态度，让人们感叹"居然会有这样的宝宝"。行动时小心翼翼、说话不多是这类宝宝的特征。他们并不像是在看妈妈的脸色，但是妈妈一旦提出要求，他们就会立刻遵从妈妈的意见，其听话程度令人惊叹。

通过仔细观察，妈妈可以发现听话型宝宝的一些共同特点，比如安静、说话时声调不高、没有脾气等。有的妈妈在感到幸福的同时又有些苦恼，因为宝宝似乎非常缺乏主见，就算被别的宝宝打了也不还手。有些妈妈曾因为自己性格过于温顺而吃过不少亏，所以她们不喜欢自己的这种性格，也不希望宝宝像自己一样。因此，当她们发现宝宝有相似性格时，便会担心、着急。只要想到自己的宝宝将来会吃亏，她们就会为心疼不已。

我们偶尔会看到一些生性温柔，对外在环境几乎没有任何抗拒感的宝宝。这样的宝宝遗传了妈妈温柔的性格，再加上环境因素也主要是温柔的妈妈，因此他们几乎不会做出任何过激的行为。

如果用画儿来比喻，宝宝就像清爽通透的水彩画。对父母来说，没有比留住"宝宝"这幅水彩画的清新明快的气质更加有意义的事情了。但是，水彩画色彩透明，哪怕是沾上一点点污水，就会留下痕迹、受到伤害，因此要维持其清爽的气质并不是一件容易的事情。

如果希望宝宝的性格能有所改变，父母首先要做的就是改变宝宝所在的环境因素。如果妈妈这一最具影响力的环境因素能变得强硬的话，宝宝也会逐渐改变。宝宝36个月大以后，父母应该多让他到户外玩耍；等到他七八岁的时候，父母可以通过其他的环境因素让他喜欢上跆拳道或武术等能够增加身体平衡感的运动。宝宝的气质是与生俱来的，但随着自身的成长以及环境因素的影响，其气质也会有所改变。

宝宝的气质是用来说明宝宝与生俱来的行为倾向的表述手段。不同的研究者对气质的分类是有差异的，所以宝宝属于哪一类气质并非恒定不变。研究者们对气质进行分类是为了在了解宝宝的行为时能有一个框架，因此在分析宝宝的行为、制订教育方针时，父母没有必要将气质分类当做绝对的标准。

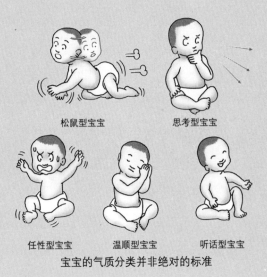

松鼠型宝宝　　　　思考型宝宝

任性型宝宝　　温顺型宝宝　　听话型宝宝

宝宝的气质分类并非绝对的标准

19 ~ 24 个月

父母对宝宝的影响

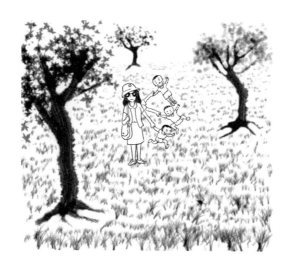

宝宝不会好好说话

STEP 24

有一些来到检查室的宝宝，想要东西时就会用手指指着并发出"呃"或"啊"的音。大多数宝宝只有在满意的时候才会看着检查者的眼睛。如果不合他的心意，无论你怎么叫他的名字，他也不会回应，而且会在检查室里到处乱动。通常，带宝宝来的妈妈只要一听到宝宝发出"呃"或"啊"的音，就能准确地判断出宝宝的需求，比如给他奶瓶、给他拿想要的东西或牵着他的手到处走。

一位带着宝宝来检查的妈妈看上去忧心忡忡。她觉得自己的宝宝的语言发育有些迟缓。别人的宝宝已经能说几个词了，而自己的宝宝却只会咿咿啊啊，这让她十分担心。

通过检查我们发现，这个宝宝的行为发育中，属于情绪控制能力的忍耐力和协调性比较差，而其认知能力（包括思维能力和语言能力）在有一定的协助时表现为正常，但是一旦检查者不给予宝宝任何帮助，他的表现就会稍差一点儿。认知能力差的最主要原因是宝宝语言发育中的表达能力比较落后。

宝宝的发育主要分为感知发育、语言发育、大运动发育和精细运动发育等 4 种，而语言发育又可分为理解能力和表达能力。大部分经常说"呃"或"啊"的宝宝其他领域的发育没有迟缓，只是语言发育中的表达能力存在严重的迟缓。

迟缓的原因在于，即使宝宝不说话，他的要求也能得到满足，因为父母能快速、准确地理解他的意思。宠爱宝宝的父母会时刻准备着按照宝宝的指示行动，只要宝宝用手指指一下某个地方或仅仅发出一个"呃"或"啊"的音，父母就会立即行动起来，以最快的速度满足他的愿望。

于是，在七八个月时就会说"呃"或"啊"的宝宝，其语言发育难以有更大的进步，有的宝宝甚至 24 个月了还只会咿咿啊啊。如果父母在给宝宝东西的同时对宝宝说"喏，饼干"或"喏，牛奶"，还算是给了宝宝能够提高其表达能力的刺激。大部分性急的宝宝只想用"呃"或"啊"来沟通，而同样性急的父母也会配合，以最快的速度满足他的要求，于是他很少有锻炼其表达能力的机会。

相反的，有的父母没有过度保护宝宝，也给予了宝宝充分的语言刺激，但宝宝就是不会说话。有的宝宝24个月大甚至36个月大了还只能听懂别人说的话，而自己不会说话。

经过检查，如果宝宝的运动发育正常，思维能力和理解能力也没有问题的话，那么这种宝宝就属于老人们通常所说的"说话晚的宝宝"。不过，总有一天宝宝会开口说话，而且一说就是一大段。而就算宝宝36个月以后才开始说话，也不会对他以后的感知发育和语言发育产生任何影响。

有些宝宝患有"先天性沟通障碍"或"表达性和理解性特殊性言语发育障碍"，但是很大了才被父母带来检查。这样的宝宝从18个月开始变得非常爱发脾气。检查这些宝宝的发育情况可以发现，非语言领域的感知发育的检查结果为正常，但是语言领域的理解能力和表达能力都落后了。也就是说，宝宝能够通过看大人的脸色来了解情况，但是不能理解大人的语言。宝宝通过察言观色，其理解能力最高能达到18个月龄段的水平（能理解简单的话语和所有格），但无法理解更高层次的"多"、"少"等概念。有些妈妈可能觉得宝宝只是说话有点儿晚，或者宝宝就是爱发脾气，于是决定再等等看，因此有些宝宝很大了才被带来就诊。如果怀疑宝宝患有"先天性沟通障碍"，父母应该尽量在宝宝24个月大之前让宝宝接受检查。如果确诊，宝宝就需要接受早期特殊教育。

促进宝宝语言发育的方法

如果宝宝不会正确发音，妈妈可以先教宝宝发出一些非语言的声音，如吹肥皂泡、蜡烛或羽毛的声音，亲小脸蛋时"啵"的声音或动物的叫声等。

宝宝渐渐学会了一些发音之后，就算他说得不准确，妈妈也不要对他说"这样不对"，只要将正确的发音告诉他即可。比如宝宝把"水"说成"悔"时，妈妈可以对他说："好，给你水。"

在教宝宝事物的名称时，妈妈可以指着冰箱问宝宝："这是什么？"紧接着便将正确的答案说给他听，并让他说出"冰箱"这个词。如果宝宝说出了"冰箱"，妈妈要称赞他"真棒"，使他更有信心。

让宝宝自己表达所有的需求。比如，吃完饭后妈妈不要立刻把水杯拿给宝宝，而是等他自己说出要求后再给他，这样可以让宝宝在日常生活中尽可能多地表达自身的需求。

如果宝宝不具体地表达需求，只是用手指指着物品发出"呃"或"啊"的音，妈妈不要马上满足他的要求，但也不能强行要求他发出正确的音。妈妈要做好打持久战的思想准备。

妈妈和宝宝说话时要正对着宝宝的脸，让他看清楚妈妈说话时的口型。妈妈要尽量让口型夸张一点儿，让宝宝看得更清楚。

带不安分的宝宝
去开阔的空间

STEP
25

　　一天，有一家三口来到我们的检查室。妈妈看上去并不年
轻，衣着素净；被爸爸抱着的女孩个头不小，眼睛亮晶晶的，看
上去很健康；而爸爸是一位身材壮实的外国人，他从进入检查室
开始就回避我的目光。在检查过程中，只要我一拿出玩具，宝宝
就想伸手去摸，爸爸不得不每次都把将要站起来的宝宝拽回来。
妈妈觉得宝宝的问题就是太不安分了，她对我说起了宝宝的情
况，而爸爸只顾着跟宝宝玩，和我没有任何的眼神交流。于是，
我猜想这位爸爸可能不会说我们国家的语言。

　　一般来说，在使用两种语言的家庭中长大的宝宝，语言表
达能力通常会稍微落后。但是，无论是使用韩语还是使用英语，
这个女孩的理解能力和表达能力完全没有落后的迹象。检查结

果显示，这个宝宝的认知能力（包括思维能力和语言能力）的发育是正常的。虽然她的精细运动发育（如用笔画圆圈）稍微有些迟缓，但她的大运动发育正常。在行为发育方面，她的兴趣得分为最高分，情绪控制能力稍微低一点儿，但都在正常范围内。总的来说，她的发育非常正常。

在我向妈妈说明检查结果的时候，宝宝一直忙着在垫子上玩，而爸爸不时地用胳膊圈住她，不让她到我们这边来。爸爸也不在意别人的眼光，就势倒在垫子上，将15千克重的宝宝举起来逗着玩。对宝宝发育正常这一结果，妈妈始终是一副无法相信的表情。她觉得和喜欢看书的、沉稳的老大比起来，这个宝宝过于散漫。老大的学习能力很强，就算是复杂的拼图也能安静地完成，而这个宝宝的巨大反差令她感到疑惑。在妈妈看来，只有老实地坐着看书的宝宝才是正常的。

其实，宝宝充满了活力，不同的宝宝会以不同的方式展现自己的活力。有的宝宝喜欢看书或者动手制作东西，而有的宝宝喜欢亲身体验，以此满足自己对外在环境的无限好奇心。如果一个家庭的老大是一个谨慎的宝宝，喜欢看书，也能够轻松地完成拼图或搭建积木，在面对有些不安分的老二时，妈妈通常会因为不适应而感到吃力。

当我问陪宝宝玩耍的爸爸，他对宝宝的发育有什么想法时，一直在旁边听我们说话而从未开口的爸爸居然用熟练的韩语回答道："没有任何问题。小孩子本来就是这么不安分。"我点点头，对爸爸的话表示赞同。这么一来，妈妈就孤立无援了。不过，妈妈觉得宝宝不正常也情有可原，她担心长此以往宝宝会变得散漫，学习不好而且注意力不集中。

对于她的担忧，我向她解释道：如果宝宝过于散漫，连检查也无法进行的话，我们一般会诊断为行为发育异常；而如果宝宝只是对周围环境有很大的兴趣并且充满活力，那么就算他平时看上去很散漫，只要在检查过程中能集中注意力，检查结果也显示为正常，我们就会诊断为"兴趣高且充满活力的宝宝"。

因为对周围环境感兴趣而四处张望并不是散漫的表现，而是探究能力强的表现。比起静静地坐着玩拼图的孩子，她的宝宝只不过是更喜欢能让她到处探究并能锻炼思维能力的游戏罢了。

这个宝宝有出色的身体活动能力，喜欢到处乱跑，较有主见，因此就算听到妈妈的喝止声，她也不会乖乖地停下来。而她的爸爸没有试图阻止她，只是追过去将她抱起，于是被举在半空中的宝宝便乐得忘记了原先想做的事情。要想应付个头大、充满活力的宝宝，父母本身也得身体强壮。但是，大多数妈妈体力较弱，很难管住这样的宝宝，所以就会认为问题出在宝宝身上。

还有一位妈妈，因为宝宝不愿意安静地坐着，就带着宝宝来到了检查室。虽然之前读了不少育儿书，但她还是不知道应该怎么办。经过检查，宝宝的感知发育属于正常范围内的较高水平，运动发育也正常，只是他的手形像锅盖，因此手部动作不是很熟练。

因为手部动作不够熟练，所以这个宝宝不喜欢坐着玩需要动手的游戏，而他支配大运动的运动神经发达，于是动作敏捷的他只好将自己的兴趣和精力转移到身体活动上。在这种情况

宝宝 18 个月时如有以下表现，就属于不安分的宝宝

- 陌生人要和宝宝玩时，宝宝完全没有表现出紧张的样子。
- 大人给宝宝一个新玩具并示范玩法时，宝宝只在刚开始的时候感兴趣，过了一会儿注意力就不集中。
- 脾气大，经常耍赖，倒在地上或用力地摇头。
- 除了常用的日常语言，宝宝不能理解其他简单的语言。

不安分宝宝的养育方法

- 为了节省体力，大人不用太认真地打扫家里的卫生。
- 将宝宝带到开阔的空间，如有游戏区的休闲广场或公园。
- 将宝宝带到人多的地方，如宝宝的朋友家或家庭成员多的地方，或者去托儿所、动物园和儿童公园。
- 宝宝能走路后，与其让他待在空间较小的家里，不如早点儿将他送到幼儿园去。
- 将宝宝送到幼儿园去之前，妈妈要少做点儿家务活，主要把时间和精力花在宝宝身上。

下，就算宝宝的手部动作不够熟练，父母也不用太担心，因为这不会给宝宝的日常生活带来不便。而且宝宝上了幼儿园之后，面对同龄小朋友会产生竞争心理，从而自己开始努力锻炼手部动作。经过自己的努力，宝宝虽然还不能写一手漂亮的字，也不太擅长画画，但是能掌握打开瓶盖或者拿筷子等日常生活所需的手部动作。

　　父母要经常带着不安分的宝宝去能够让他尽情探究周围环境的开阔空间。带宝宝去同龄宝宝聚集的地方，或者和舅舅、姨妈等亲戚在一起生活对宝宝也有好处。让散漫的宝宝在自由的环境中成长，不免让人担心宝宝会变得更加散漫，但是如果宝宝的好奇心得不到满足或者精力无法发泄的话，他的脾气就会越来越大。就像成年人终日待在家里会烦闷一样，宝宝在家里待久了也会心情不好。出门走一走，宝宝的不良情绪就能得到缓解，这样对妈妈也有好处。

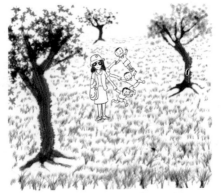

经常带不安分的宝宝去开阔的空间对宝宝有好处。

不安的宝宝

独自抚养宝宝的单亲妈妈总有一种担忧，怕自己经常哭泣、与宝宝的爸爸大声争吵会影响到怀孕期间或出生后的宝宝的情绪发育。在妈妈看来，20个月大的宝宝突然变得暴力、爱摔东西，是受了夫妻吵架时爸爸摔东西的行为的影响。妈妈大声喊别人的名字时，如果宝宝被吓了一跳，妈妈也会觉得自己在吵架时对爸爸的大声吼叫给宝宝留下了心理阴影。

单亲妈妈因为之前要处理夫妻矛盾而无暇顾及宝宝，由此产生了强烈的愧疚感，恨不得把天上的星星摘下来送给宝宝。就算宝宝无理取闹，妈妈也无法狠心训斥。她想给宝宝吃最好的、穿最好的，生怕宝宝被别人瞧不起。为了弥补宝宝缺失的父爱，妈妈整天紧紧围绕在宝宝身边。如果宝宝在成长过程中有一些莫名其妙的行为，妈妈就会觉得这都是因为宝宝在爸爸和妈妈吵架时受到了精神上的刺激的缘故。

就算不是在韩国这样保守的国家，女性独自抚养宝宝也不是一件容易的事情。如果家境富裕，妈妈不需要工作的话，问题还能少一些，否则，妈妈的苦恼会更多。要想维持家庭的生计，妈妈需要工作，而要出去工作，妈妈就必须将宝宝托付给别人照看。就算能够解决各种各样的现实问题，可只要一想到不得不让自己的宝宝在一个不健全的家庭中长大，单亲妈妈就会愧疚万分，因此对宝宝成长过程中的每一件事情都会非常在意。

但是，有时宝宝的破坏行为和执拗任性并不是因为父母离异的缘故，而很有可能是正常发育过程中的一种表现。具有破坏性的行为或胆怯的行为都可能是宝宝与生俱来的性格的体现，或者是宝宝 14 个月大以后自我意识发展的一种表现，就算他的父母没有离异也会自然地出现。

而如果像单亲妈妈所担心的那样，环境因素给宝宝带来了极大的心理压力，那么宝宝的确可能因为不安而出现攻击性很强的行为。如果宝宝遗传了爸爸粗暴的性格，压抑的环境会使他更加倾向于使用暴力。宝宝的不安有时会表现为有暴力倾向，有时也会表现为注意力差。如果环境因素导致宝宝产生严重的情绪障碍，宝宝便难以在陌生的环境中与陌生人沟通，甚至无法配合检查。这时，宝宝的不安会表现为不断提一些与所处状况无关的问题以及答非所问。同时，宝宝对检查者和检查者的道具毫无兴趣，在 40 分钟的检查过程中表现出坐立不安的样子。

如果宝宝的确因为某一环境因素而感到巨大的心理压力，妈妈应该以非常宽容的态度对待宝宝。就算不进行游戏治疗，只要妈妈和其他家庭成员温柔地对待他，就能帮助他逐渐获得内心的安定。如果经过大约 4 个月的努力，宝宝的情况还是没有好转的话，妈妈与其独自苦恼，不如定期带宝宝去做发育检查，或通过心理咨询找出宝宝不安的原因，必要的时候还可以请求专家的帮助。

打妈妈的宝宝

STEP
27

"**如**果我打了宝宝，宝宝就会还手。"

"那您接下来会怎么做呢？"

"我会再打啊，那样宝宝又会打我。我气极了，可最后还是输给宝宝。这么小就会抬杠，我真不知道长大后他会变成什么样子。我觉得要马上纠正他的行为才行。"

打妈妈的行为会从宝宝六七个月大时开始。被一个不满 12 个月的宝宝打一下，妈妈虽然觉得可恨，但是看着"什么都不懂"的可爱的宝宝，说一句"这家伙！"也就算了。但是 30 个月的宝宝在被妈妈训斥的时候，竟然跟妈妈对着干，打了妈妈后转身就跑，这时的妈妈不但身上疼，自尊心也会受到伤害，不知如何是好。

"我这么辛苦把你养大，你现在居然打我？我倒要看看是你赢还是我赢。"

母子斗争了一段时间之后，妈妈觉得这样下去不是办法，只好以宝宝太任性为由带他来接受发育检查。

带着24个月的小男孩，和先生一起来到检查室的这位妈妈30岁出头，看上去像一位干练的白领女性。爸爸穿着一身西装，为了堵住一进门就想离开检查室的宝宝，站在了检查室的门口。

近来，爸爸们对宝宝的关注有所增加，爸爸一同来参与检查的情况也越来越多。但是，也有一些爸爸是因为妻子不断要求，不得已才来的，或者本来只打算开车送妻子和宝宝到医院，最后却被妻子拉进了检查室。在这种情况下，爸爸们多半都不想进入检查室，就算在妻子的劝说下不得不进来，也只会看着宝宝玩，不和检查者有任何的眼神交流。

这个宝宝一直闹着要离开检查室。我也不拦着，而是对抓着妈妈的手试图拉妈妈出去的宝宝说："妈妈要和我谈话，所以你要出去就得一个人出去。"他扭动着身体开始发脾气。我假装没有看到，继续和妈妈谈话，想等他累了自己停下来。无论这个宝宝做什么，他的爸爸都只是静静地看着。我让宝宝去隔壁房间把玩具车拿过来，接着在垫子上开始检查宝宝的运动发育。为了了解爸爸是怎么陪宝宝玩的，我要求爸爸示范上台阶、跳远、跳高等动作，宝宝便在一旁跟着做。这个宝宝的运动发育非常好。

　　和妈妈、爸爸以及检查者一起在垫子上玩了一会儿之后，宝宝看到了玩具，于是走向检查台。如果某个检查项目看上去很有趣，他就会跟着做，但是轮到像玩拼图或看画册这样需要动脑筋的项目时，他就会喊着"不要"，然后跑到垫子上去。我引导了好几次，他还是说"不要"，而且声音越来越大。

　　我索性放弃检查，开始和妈妈谈话。这时，感觉到没有人关注自己，这个宝宝便开始拽着妈妈的手，吵着要离开。坐在妈妈身边的爸爸起身将椅子让给他坐，可他丝毫不理会爸爸，开始打没有满足自己要求的妈妈。

　　即使宝宝年纪小，我也绝对不会容忍一个 18 个月的宝宝动手打父母。我瞪大了眼睛呵斥他："不可以打妈妈！"气氛开始变得紧张起来。受了训斥的宝宝为了泄愤，又开始打妈妈。这时，我使出浑身力气，狠狠地瞪着他，又呵斥了他一句。

　　发育正常、以自我为中心的宝宝如果受到溺爱，就会变得爱耍赖。长此以往，宝宝一遇到不顺心的事情就会打妈妈，而妈妈往往会发脾气，和宝宝斗气，反而不能适当地将自己坚决的态度表现出来。一旦形成习惯，宝宝为了战胜妈妈，就会更加强烈地反抗妈妈，变得越来越粗暴。

　　婴幼儿时期的宝宝大多以自我为中心，很难考虑到他人的感受，但是也有一些宝宝属于为他人着想的气质类型，不用大人教也会自然地顾及他人的感受。如果宝宝属于以自我为中心的气质类型，他会按照自己的意愿操纵那些对自己好的人，因此总是被满足的宝宝不会越来越乖，反而越来越自私。这种类型的宝宝如果能在大家庭中生活，就可以自然地被大家庭中照顾他人的氛围影响。如果是在核心家庭中生活，父母就应该制定一个日程表，努力做到和宝宝一起过有规律的生活。

相反的，也有一些18个月大之前非常乖的宝宝，18个月大之后便开始出现打人的行为。我就曾经见过这样的情况。有个小男孩非常乖，性格也很温顺，而怀了第二个孩子的妈妈从妊娠中期开始就不再陪他玩耍。运动能力并不好的宝宝发现以前总是围着自己转的妈妈因为怀孕不跟自己玩了，于是渐渐变得爱发脾气。当第二个孩子出生后，如愿以偿地生下女儿的妈妈十分开心，整天把"我的小公主"挂在嘴边，经常忽略身边的儿子。无法适应这种反差的小男孩于是开始动手打妹妹，也打妈妈、爸爸以及来家里玩的其他小朋友。就这样，妈妈每天都要说"不可以"，而宝宝也因为巨大的心理压力动不动就说"不要"。

18个月大之前很乖的宝宝，在环境因素的影响下，感到了巨大的心理压力，因而对父母和同龄的宝宝使用暴力。在这种情况下，父母不应该严厉地训斥他，而应该试着陪他玩耍、劝服他。对在30个月大时因巨大的心理压力而变得粗暴的宝宝，只要妈妈以温柔、宽容的态度对待他、陪伴他，大概花 4 个月的时间就能使他具有攻击性的行为得到改善。

儒家文化强调晚辈对长辈的孝敬，我们受这种文化的影响比较深，因而经常会遇到一些令人无奈的情况。在儿媳妇和婆婆一起生活的大家庭中，有时会发生奶奶鼓动孙子无视妈妈的情况。因为宝宝碰了不该碰的东西，妈妈制止或打了宝宝，在一旁的奶奶就会抱起哭闹的宝宝说"打妈妈"，并做出打妈妈的动作。这样做等于把宝宝受罚的原因都归咎于妈妈。在这种情况下，宝宝就会模仿奶奶"打妈妈"，然后逃到奶奶的怀里，而奶奶也会保护宝宝，将宝宝与准备教训宝宝的妈妈隔开。婴幼儿时期以自我为中心的宝宝，有可能和以宝宝为中心的奶奶形成更加亲密的依恋关系。

为什么奶奶总是令父母在宝宝面前丧失威信呢？有时，奶奶还会说出"你这坏脾气真像妈妈"之类的话，让宝宝失去对父母的尊敬之心。小时候打妈妈、长大了无视父母的宝宝，其情绪发育将会受到阻碍。要知道，父母和宝宝的关系是上天注定的，是命运。只有互相尊重、互相疼爱，一家人才会幸福。

25 ~ 36 个月
宝宝的行为问题

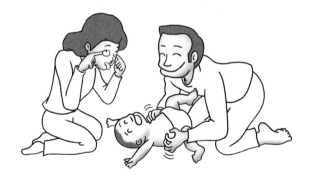

打人的宝宝和被打的宝宝

我曾经接诊过一个不但发育良好，而且非常聪明的 30 个月的宝宝。看着这样的宝宝，我真希望他的父母能够加把劲，将他培养成一个杰出的人才。然而，就算宝宝在智力方面十分优秀，他的妈妈还是不满意，因为他被别的宝宝打了也不会还手。在我看来，他运动能力好，个头也大，不像是因为害怕才没有还手，可能只是让着别的宝宝。但是作为职业女性的妈妈却有自己的原则，即"如果被打了，就一定要还手"。

虽说当今社会是一个竞争激烈的社会，要想不被别人看不起，我们就得推销自己、展示自己。但是，如果连这样一个身体好、头脑好的宝宝也为了自己不吃亏而心怀恶意的话，还会有人为了创造更美好的世界奉献自己、牺牲自己吗？

动手打人是宝宝与生俱来的本能，也是一种模仿别人的行为，所以很常见。有些妈妈因为自己的宝宝总是打别的宝宝而来咨询，也有些妈妈因为自己的宝宝总是被别的宝宝打而来咨询。

宝宝还不能用语言来捍卫自己，因此会利用自己的身体去攻击别人。哪有妈妈看着自己的孩子被打而不气愤的呢？可是，就算妈妈要宝宝还手，对打人这件事不感兴趣的宝宝还是只会默默地挨打。如果宝宝本身个头小，打输了虽然令妈妈难受，但也是无可奈何的事情；可如果个头大的宝宝总是被人打的话，妈妈不但难受，而且会觉得自己的孩子像个傻瓜。在这种情况下，妈妈替宝宝教训打人的宝宝有失体面，而且要是被那个宝宝的妈妈知道了，还会影响大人之间的关系。

与此相反，如果自己的宝宝总是欺负邻居家的宝宝，妈妈也会不好意思面对邻居。无论妈妈怎么教训宝宝，不久后宝宝又会打人。妈妈常常对此束手无策。

一般来说，宝宝30个月大之后就不怕妈妈了。对宝宝来说，妈妈的斥责仿佛只是拂过头顶的一缕清风。如果30个月大之前妈妈不能给宝宝带来紧张感的话，就说明妈妈已经在体力上或者在气势上输给了宝宝。而且，一旦在气势上输给了宝宝，无论妈妈怎么努力，也很难再将局势扭转过来。

俗话说，当局者迷，旁观者清。如果宝宝不肯听妈妈的话，那么妈妈就应该请别人帮忙教育宝宝。但是，听了这样的话之后，妈妈们大多不以为然。宝宝被自己教训也就罢了，她们可不想让自己的宝宝被外人教训。可我认为，父母的这种私心会使宝宝打人的情况更加恶化。作为宝宝的父母，如果不能客观地看待宝宝的错误并帮助宝宝改正错误，就应该借助别人的帮助，这是做父母应尽的责任。

打人的宝宝
和被打的宝宝的教育方法

　　自己的宝宝打别的宝宝时，妈妈要将他带离现场，用坚决的语气告诉他打人是不好的行为。有时候妈妈也可以请被打宝宝的妈妈教训自己的宝宝，事后再安慰他、和他讲道理。

　　如果自己的宝宝被打了，妈妈可以坚决地告诉打人的宝宝不要再犯。这时尤其需要注意的是，在教育邻居家的宝宝时，妈妈不能掺杂个人的情绪，而要努力保持和幼儿园老师一样的客观的态度；不能以责骂的方式宣泄自己的情绪，而应该保持平和的心态，让打人的宝宝感受到自己坚决的态度。

　　如果个头大、心胸开阔的宝宝挨了打，妈妈可以对他说"很疼吧？""没关系！""心里不好受吧？"，让他知道妈妈是理解自己的。

　　如果宝宝个头小，可以让他学习武术，让他有能力保护自己。武术大师中也有身材矮小的人，他们习武可能就是因为武术是一种可以保护自己的手段。在让宝宝学习武术时，父母也一定要强调这一点，即学习武术的目的在于保护自己，而不是欺负别人。

　　如果宝宝发育良好，又没有攻击性的话，父母不妨以"我的宝宝是一个高手"的说法来安慰他，因为真正的高手是不会轻易出手的。

父母应该如何陪宝宝玩耍?

美国政府倡导,为了将肩负祖国未来的下一代养育得更加聪明,父母应该在宝宝 1 岁前多和宝宝说话。我们也时常听到广播和电视节目会对宝宝产生不良影响的说法。这些结论是对以前的关于婴幼儿发育的各项研究的综合,对我们来说并不陌生。

随着这些研究结果的公布,越来越多的妈妈开始同不满 1 岁的宝宝说话,读书给宝宝听。如果宝宝七八个月的时候能够认真地听妈妈读书,1 岁的时候能够将自己喜欢的书拿给妈妈,让妈妈读给自己听,妈妈就会高兴极了,并感到十分安心。反之,如果宝宝对书毫无兴趣,就算妈妈读给他听,他也完全不予理会,妈妈的不安感就会与日俱增。于是,妈妈每天都认真地读书给宝宝听，就算宝宝不愿意听也要读。但是，这样做的效果往往并不理想。

一天，有一位妈妈和先生一起带着 34 个月的女儿来到了检查室，她看上去不像是只在家里操持家务的女性。她说，她 30 多岁时才生下这个宝宝，宝宝也非常乖巧。检查结果显示，宝宝的感知发育正常，运动发育属于正常范围中的较低水平，但是因为身体平衡感不佳，宝宝的运动质量有些偏低。行为发育方面，宝宝的情绪控制能力为满分，兴趣度得分属于正常范围中的较高水平；由于参与检查的积极性不高，因而被扣了几分。在检查过程中，妈妈表现出来的陪宝宝玩耍的方式为：坐着一动也不动，只用语言指示宝宝活动。

"如果您能更积极地陪宝宝玩耍就好了。"

"是呀，虽然工作很忙，但是一有空我就会在报纸或杂志上看看有没有新出的儿童书，如果有的话，我就马上去书店买回来读给宝宝听。"

陪伴宝宝不能光靠书籍。这个宝宝在身体平衡感方面表现得尤为落后。在这种情况下，妈妈应该和宝宝一起做跳远、跳高或原地跳等动作，全身心地陪伴宝宝。但是妈妈之前和宝宝玩耍的时候只动嘴巴，没有动身体，于是宝宝的运动发育自然就迟缓了。

美国政府举行过一次会议，其目的在于制定适用于智力超群的下一代的育儿方针。但是我们要知道，智力超群并不等于幸福。在以色列，天才儿童会被召集到配备有最新设施的学校中学习。然而这些孩子也有他们的不满，那就是他们不能和同龄的孩子们一起踢足球、打篮球。

并不是只有优异的成绩才能让孩子自信地生活。有的人运动能力出色，擅长滑雪或游泳，他们对自己的能力十分自豪，同样拥有精彩的人生。而有时候，虽然学习成绩好，对运动却完全没有自信的孩子会变得越来越消极。

多讲故事、多读书给宝宝听是非常重要的，但是为宝宝读书并不是陪宝宝玩耍的全部内容。为宝宝买书并读书给宝宝听比和宝宝一起跳远、跳高要容易得多了。其实，读书给宝宝听是妈妈用最少的体力就能做到的事情。

在进行运动检查的时候，我特意请这对父母为宝宝作示范。在感知发育检查过程中始终没有露出笑容的宝宝，在和妈妈、爸爸一起活动的时候变得开朗起来，"咯咯"地笑个不停。真希望她的父母在看到了宝宝开朗的笑容和勇于尝试的态度之后，能够了解到底怎样陪宝宝玩耍才会使宝宝感到幸福。

父母要做的不是看着宝宝玩耍，而是陪宝宝玩耍，而且要全身心地陪着宝宝玩耍，这样宝宝才会感到幸福。

恶劣的环境
会阻碍宝宝的发育

不久前我看了一部电视剧，说的是经营一家企业的妈妈去世后，大儿子开始掌管这家企业，他的弟弟和妹妹却为了经营权的问题争吵起来。他们越吵越凶，还说了一些难听的话。这时，在家里照看小宝宝的姑妈说："可不能让你听到这种话。"然后，她用棉花堵住了宝宝的耳朵。的确，宝宝可以听到人们大声说话的声音，也会受话语中的愤怒、憎恶以及责难情绪的影响。随着人们对环境因素的重视程度日渐提高，越来越多的人开始关注脾气暴躁的妈妈或其他抚养者是否会对宝宝的成长发育产生不良的影响。

对宝宝最不利的环境因素就是，妈妈体力不佳，经常处于身心疲惫的状态，而爸爸对家务活和育儿方面的事情完全不闻不问。妈妈本来已经感到力不从心了，再加上丈夫的不管不顾会带给她失落感，所以只要宝宝稍微有些调皮，她就会发脾气，严重时还会对宝宝动手。

有的夫妻虽然是因为相爱而结婚的，但是婚后两人之间逐渐产生了矛盾，晚上背对着背睡觉，平时也几乎不怎么说话。夫妻关系如此恶劣，妻子一开口就指责丈夫，而丈夫干脆默不作声。如果宝宝属于敏感的气质类型，这种使宝宝感到不安的环境就会让宝宝变得暴躁，或者令宝宝经常被较响的声音吓到。而如果宝宝性格温顺且长时间处于这种环境，他就会出现注意力低下或学习兴趣减少等症状。

一天，一个33个月的宝宝被他的姑妈带到了检查室。宝宝一进入检查室就开始东张西望，到处走来走去，和检查者完全没有眼神交流。当我为了进行检查而制止他的行为时，他就大发脾气。

当宝宝不配合检查的时候，我一般会选择通过观察宝宝的行为来作诊断。宝宝的姑妈怀疑他患有自闭症，但是当他的几个表兄弟姐妹走进检查室后，他突然就变了。他不再发脾气，开始和大家玩，就算其中一个宝宝抢了他手中的球，他也只是发了点儿脾气，并没有很生气。检查结束后，他接过了检查者手中的食物，走出检查室的时候还笑着向我们挥了挥手。

患有自闭症的宝宝生来就不喜欢与人接触。听宝宝的姑妈说，宝宝的爸爸出了轨，受了刺激的妈妈不但很少陪宝宝玩耍，而且在他很小的时候就经常把他独自留在房间里，自己则整天外出，还动不动就冲着他吼叫。看到侄儿没有人照顾，姑妈便把他接到家里照顾。像这样从小得不到父母的宠爱，在极度压抑的家庭环境中生活的宝宝，整体发育都会落后。虽然这个宝宝没有患自闭症，也可以和喜欢自己的表兄弟姐妹们沟通、玩耍，但是对限制自己行为的人会表现出不予理会以及为所欲为的态度。

我们可以通过早期教育、精英教育或其他途径为宝宝的智力发育提供良好的刺激，但是这些用钱可以买来的教育并不能让宝宝感到幸福。也许对这个宝宝来说，父母不大声争吵就是一种幸福。

妈妈当着宝宝的面责骂他亲爱的爸爸，或爸爸当着宝宝的面责骂他亲爱的妈妈，都不利于宝宝的情绪发育。同样，如果宝宝经常听到奶奶揭妈妈的短，那么面对这两位他都爱的家人，他就会因为无法抉择而陷入不安的情绪。没有争吵、和睦相处的家庭环境才是宝宝最需要的。

如果宝宝的发育迟缓是因为没有得到发育所需的良好环境，他就会被诊断为"恶劣的环境导致的发育迟缓"。恶劣的环境并不意味着家境贫困或宝宝被父母留在乡下与祖父母一起生活。当抚养宝宝的人没有和宝宝进行适当的互动，宝宝因缺乏刺激而发育迟缓时，我们也会作出这样的诊断。

这里所说的"适当的互动"不仅仅指适当的喂养，亲密的眼神交流、讲道理给宝宝听、训斥点到为止等也是形成这种互动所必需的。其实，只要爸爸和妈妈能够保持家庭和睦，经常陪宝宝玩耍，就算没有昂贵的玩具或精英教育，宝宝也不会出现由环境因素导致的发育迟缓。

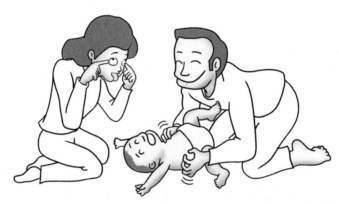

爸爸和妈妈陪宝宝玩得开心，宝宝就不会出现由环境因素导致的发育迟缓。

过分的训斥
会让宝宝变得粗暴、散漫

"宝宝整天跑来跑去，在托儿所里还打别的小朋友。"根据爸爸妈妈的描述，这个宝宝俨然是一个行为问题很严重的宝宝。他的爸爸和妈妈都是上班族，但是他们一大早就一起来到检查室，可见他们非常担心宝宝的行为问题。我第一眼看到宝宝的妈妈，就感觉与她交流应该不成问题，但是戴着眼镜的爸爸一直不怎么看我的眼睛，让人觉得他是个不爱与人交流的人。

宝宝一进入检查室，就在垫子上跑来跑去，完全不看我。我想这次检查不会很轻松，于是决定先用玩具吸引他的注意力。我拿出宝宝们都喜欢的插有红、蓝、黄色木棒的玩具，故意发出"咣咣"的声音来吸引他。我的计划成功了，他一看到玩具就跑了过来，仅仅用了 15 秒就把 6 根木棒都插进了木板。

我担心宝宝会离开检查台，于是赶紧拿出了拼插玩具。这一次，宝宝也快速地将几个圆形和方形积木放在适当的位置。接着，我又拿出了一些圆形、三角形和方形积木，并向宝宝示范了将绿色珠子放入长筒的游戏，最后还用红色积木搭了火车、小桥和手枪。宝宝跟着我都做了一遍。

　　宝宝拿到玩具后很快就能投入其中，所以我想他使用铅笔画画应该也没有问题。但是出乎我的意料，他握着铅笔在纸上画画的动作非常不自然。看到宝宝使用铅笔如此吃力，我转过头看了他的妈妈一眼，她看上去很紧张。对此，她的解释是，她从来没有让宝宝使用过铅笔。接着，她突然抬高了声调，用责怪的语气对爸爸说："都是你，把铅笔都收起来了，宝宝哪里有机会画画呢？"而站在一旁的爸爸像个罪人一样沉默不语。经过几次尝试之后，宝宝使用铅笔的情况稍微好了一些。

　　接着，我在宝宝面前打开了检查语言能力和视觉分辨能力的图册。宝宝没有任何理解和表达方面的问题，而且在 20 多分钟的检查过程中，他一次也没有因为觉得无趣或做得不好而发脾气。

　　为了进行接下来的运动发育检查，我让宝宝站到检查区的垫子上。在之前的检查过程中，宝宝的爸爸一直站在旁边一言不发。为了了解爸爸的性格，我请他一同协助检查。第一个检查项目是上下台阶，宝宝非常轻松地从台阶上跳了下来。接下来是跳远和跳高。为了跳得更远、更高，宝宝屈膝、下蹲的动作越来越到位，弹跳的姿势也很稳定。反而是作示范的爸爸，动作不但笨拙，而且不标准。结果，在长达40多分钟的检查过程中，宝宝一次也没有表现出厌烦的情绪或将注意力转移到别处。

在整个检查过程中，妈妈始终一脸担心地看着宝宝。我告诉她宝宝的行为没有任何问题，她却露出一副不相信的表情，并将宝宝的问题行为罗列出来，比如在托儿所里打别的小朋友、注意力不集中、听到老师叫自己的名字时不应答等等。

父母是因为宝宝有问题行为才来我这里给宝宝做检查的，可是我在检查过程中没有发现宝宝有任何行为方面的问题，那么问题就不在宝宝身上，而在宝宝所处的环境因素上。这里所说的环境因素，既包括宝宝的父母或其他抚养者，也包括宝宝所在的托儿所。不过，从我之前看到的妈妈对爸爸责难的态度不难推测，宝宝的问题很可能是由爸爸和妈妈的教育方式不一致造成的。

"无论别人是怎么说的，我只能告诉你们宝宝很正常。如果宝宝在家里或者在托儿所里出现过激的行为，那就是环境问题了。"我说道。

这时，妈妈终于告诉我，宝宝的爸爸经常一回家就让还不满3岁的宝宝收拾散落的玩具，有时宝宝得用1个小时的时间来收拾玩具。如果宝宝没有收拾好，爸爸甚至会拿鞋拔子打他的屁股。而且，爸爸还经常将宝宝带到洗手间旁边的小房间里训斥，有时训斥时间长达 40 分钟，直到宝宝认错为止。

就算没有洁癖，有些父母在看到宝宝把玩具扔了一地时也会不高兴。这个宝宝的爸爸就是如此。但问题在于，爸爸并没有为宝宝起到示范作用。他不但没有和宝宝一起收拾，还拿起鞋拔子威胁宝宝，像一个军官命令士兵那样强行要求宝宝"把这个放到筐里，把那个插到书架上"。爸爸将军队里训练 20 多岁的成年男子的方法用在了不满 3 岁的宝宝身上。

"你为什么要用那么长的时间训斥宝宝呢？"

爸爸的回答令我很吃惊。

"我不想动手打他，而跟他讲道理又没有什么效果。我每次用这么长的时间训斥他，也觉得很累。"

有的父母不容许宝宝犯错误，有的父母不想让自己的宝宝显得没有家教，因此他们很早就开始跟宝宝讲道理。也有少数父母听说尽早开始跟宝宝讲道理对宝宝有益，但他们把讲道理错误地理解为训斥，还自以为做得很好。

在训斥 3 岁左右的宝宝时，父母应该在宝宝做错事的那一刻抱住宝宝或看着宝宝的眼睛，坚决而简洁地告诉他这样做是不对的。如果宝宝情绪低落或开始哭闹，父母可以等待几分钟，等宝宝稍微平静之后再用温柔而坚决的语气和他简单地讲道理。

婴幼儿还不具备听完父母分为绪论、本论和结论的冗长说教并进行自我反省的逻辑思维能力。如果因为玩耍时将玩具散落一地而不得不听父母冗长的说教，宝宝会承受不了针对自己的消极刺激而变得过激或干脆假装没有听到父母的话。

父母对宝宝行为的过分制止会成为一种消极强化，反而会增加宝宝不顺从的频率和强度，进而出现宝宝动手打人、假装没有听到父母说话或大发脾气等情况，这种情况可诊断为"对立违抗性障碍"。

俗话说，兔子急了也咬人。父母在教育宝宝的时候，要适当地容忍宝宝的行为，宝宝说了谎也不一定非要拆穿，这样的积极强化才能使父母和孩子建立良好的关系，宝宝才会听从父母的教导。将地板擦得一尘不染没什么不好，但是父母如果像要求地板一尘不染那样要求宝宝的行为完美无缺，对宝宝的一举一动都横加指责和数落的话，不具备逻辑思维能力的宝宝不可能调节好自身的情绪，只会变得散漫、粗暴。

这对夫妻都是上班族，下班回到家的爸爸非但不陪宝宝玩耍，还总是训斥宝宝。而在我看来，责怪爸爸的妈妈也不像是能让宝宝感受到温暖的人，所以饱受压抑的宝宝只好在托儿所发泄自己的不满。

父母如果表现出过分严厉的态度，就应该先检讨自己的性格和心理，或者接受专家的帮助。认为自己的性格不适合抚养孩子的父母，可以在宝宝接受发育检查之前，先分析自身的性格和心理状态，逐渐地"成长"为适合抚养孩子的父母。尤其是双职工家庭，如果夫妻之间不能互相关怀，抚养宝宝的压力就会越来越大。长时间在托儿所生活的宝宝，如果连晚上回家都不能和父母一起享受家庭温暖的话，其遭受的内心痛苦很可能引发以后的问题行为。

为了"成长"，父母需要积极客观地看待自身的各个方面。韩国的加班制度和聚餐文化也要有所改变，这样才能保证双职工家庭中的父母在育儿过程中感到幸福，也才能使宝宝获得幸福。

在家做的宝宝发育检查

发育检查最好是在宝宝有发育变化的时候做。请父母在宝宝的各个发育阶段检查相关的项目。如果有某个项目宝宝完成不了，就请多做一些与这个项目相关的练习，2周后再检查一次。本书中的所有检查项目是每个发育正常的宝宝都应该能够完成的。

父母应该尽早发现宝宝的发育迟缓问题，尽量做到在宝宝24个月大之前发现问题以及接受专家的诊断，并开始早期发育训练。

STEP 1

4个月

 感知发育

❶ 宝宝看到妈妈会笑吗？

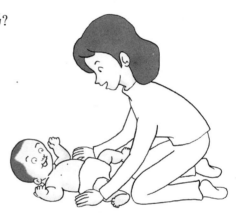

❷ 爸爸在距离宝宝的耳朵20厘米处摇晃铃铛，宝宝会把头扭向有声音的那一侧吗？

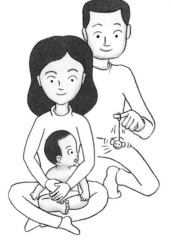

为4个月的宝宝检查听力的方法

在一个非常安静的房间里，妈妈抱着宝宝面向没有任何装饰的墙壁坐下。

检查者（爸爸）站在妈妈身后，弯曲膝盖，在距离宝宝的耳朵20厘米处左右交替着摇晃铃铛。如果宝宝没有反应，检查者可以换一个声音不同的铃铛。4个月的宝宝能够支撑起自己的头部，会向有声音的方向扭头。

❸ 宝宝会注视镜子里自己的脸吗？（镜子应该只照到宝宝一个人的脸。）

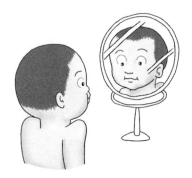

❹ 如果让宝宝看图画书，宝宝会注视书里的图画吗？

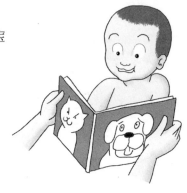

❶ 让宝宝躺下，妈妈抓住宝宝的手轻轻地向上拉，宝宝的头部与身体能保持在一条直线上吗？

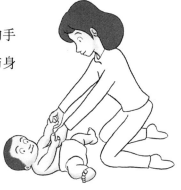

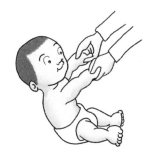

头部与身体保持在一条直线上。

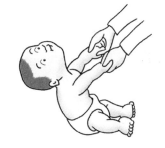

头向后仰，表明颈部还不能支撑头部。

❷ 让宝宝躺下，在距离宝宝胸部20厘米处悬挂玩具，宝宝会伸手去抓玩具吗？

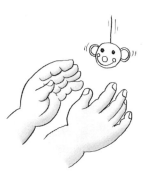

❸ 躺着的时候，宝宝会将双手握
在一起，摆弄手指吗？

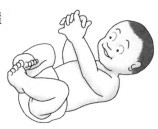

❹ 如果让宝宝握住摇铃，宝宝会
摇晃摇铃吗？哪怕只是摇一会
儿也算合格。

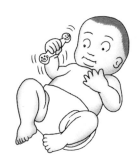

❺ 如果将玩具放入宝宝手中，宝
宝会将玩具放进嘴里吗？

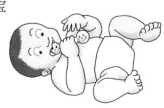

🖐 请妈妈这样陪宝宝玩耍

　　如果宝宝的感知发育迟缓，妈妈要尽可能多地与宝宝进行
眼神交流，让宝宝多照镜子、看图画书。妈妈没有必要将图画
书的内容读给宝宝听，只要让他看到图画就可以了。妈妈还可
以把客人请到家里，让宝宝有机会观察陌生人。

如果宝宝的运动发育迟缓，妈妈要在宝宝醒着的时候让他趴着。妈妈还可以经常将摇铃放在宝宝手中。如果宝宝不能自己摇晃摇铃的话，妈妈可以抓住他的手一起摇晃，让他知道摇晃摇铃可以发出声音。

如果宝宝的感知发育迟缓并导致运动发育也迟缓，请让宝宝尽量多趴着。如果2周以后宝宝仍然没有进步，请父母带宝宝去医院或专业机构接受专家的检查。

STEP 2

6个月

 感知发育

---

❶ 在距离宝宝的耳朵 20 厘米
处摩擦纸张发出沙沙声，
宝宝会把头扭向有声音的
那一侧吗？

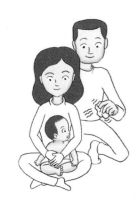

为6个月的宝宝检查听力的方法

在一个非常安静的房间里，妈妈抱着宝宝面向没有任何装饰的墙壁坐下。

检查者（爸爸）站在妈妈身后，弯曲膝盖，在与宝宝的耳朵处于同一高度的位置发出声音，如：

非常小声地说："看这里。"

让宝宝听时钟的滴答声。

用手揉搓一张薄纸，发出沙沙声。

在上述所有情况下，宝宝都把头扭向有声音的那一侧才算正常。如果宝宝每次都没有反应，或者把头扭向相反的一侧，父母则需要带宝宝去医院的耳鼻喉科接受详细检查。

❷ 如果让宝宝照镜子，宝宝会对镜子里自己的脸感兴趣并感到高兴或试图摸摸镜子、亲亲镜子吗？（镜子应该只照到宝宝一个人的脸。）

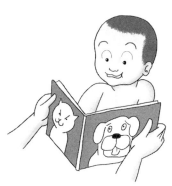

❸ 如果让宝宝看图画书，宝宝会仔细盯着看吗？

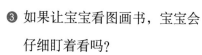

❹ 让宝宝坐在妈妈的大腿上，将玩具展示给宝宝看。如果玩具掉到地板上，宝宝会看向地板上的玩具吗？（玩具掉到地板上时要能发出声音。）

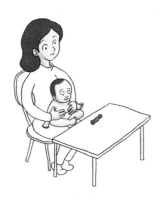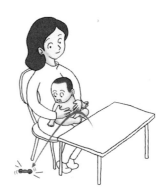

❺ 宝宝认生吗？（对陌生人感兴趣、喜欢陌生人或见到陌生人就哭等都是认生的表现。）

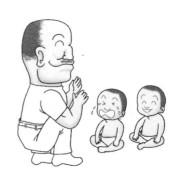

运动发育

❶ 宝宝趴着时可以用手掌撑地，双臂
支撑起上半身，挺起胸膛吗？

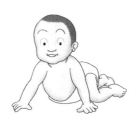

❷ 将宝宝摆成坐姿，宝宝能用手掌撑
地维持坐姿吗？哪怕只是坐一会儿
也算合格。（这只是检查项目，请
不要经常这样做。）

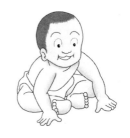

❸ 如果扶着宝宝的髋部，帮助宝宝维
持身体的平衡，宝宝能站立吗？

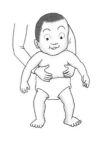

❹ 宝宝会试图用手抓住桌上的豆子吗？

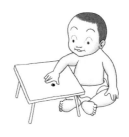

❺ 宝宝会用玩具敲桌子吗?

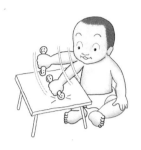

❻ 宝宝能将玩具从一只手转移到另一只手吗?

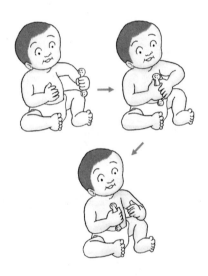

❻ 平躺时,宝宝会摆弄自己的脚吗?

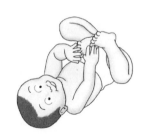

六七个月的宝宝会对各种声音作出反应。请妈妈为宝宝找一些既能动又能发出声音的玩具。宝宝喜欢这样的玩具，不会感到害怕。妈妈可以把玩具放在宝宝看不到的地方并让玩具发出声音，然后让宝宝自己寻找玩具，这也是一个不错的游戏。

如果宝宝的运动发育迟缓，请在宝宝醒着的时候尽量让他趴着。如下图所示，将宝宝翻过来抱着也能帮助他提高肌张力。

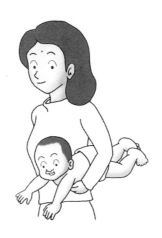

妈妈把宝宝夹在自己的腰部，
宝宝的腹部肌肉就会紧张起来。

感知发育、语言发育

❶ 宝宝发出过类似"叭
叭"、"嗒嗒"、"妈妈"
的声音吗?

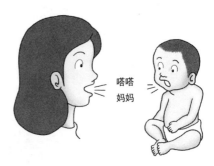

嗒嗒
妈妈

❷ 在宝宝面前放两个杯子,妈妈将玩具放入其中一个杯子,宝
宝会把手伸向装有玩具的杯子吗?

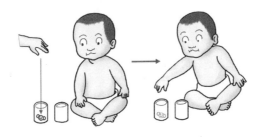

❸ 如果妈妈对宝宝说"不可以"，

　宝宝会马上停下来吗？

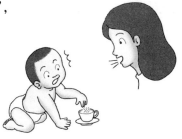

 运动发育

❶ 宝宝能匍匐前进或用四肢爬行吗？（翻身打滚不算。）

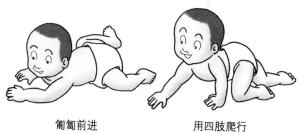

匍匐前进　　　　　　　用四肢爬行

❷ 宝宝能扶着家具站立吗？

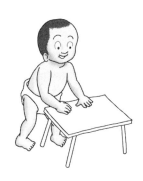

❸ 如果将豆子放在桌上，宝宝会
试图用手指捏住豆子吗？

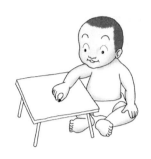

❹ 宝宝能两手握住玩具，并相
互碰撞玩具吗？

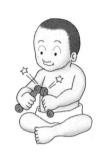

 请妈妈这样陪宝宝玩耍

　　妈妈将玩具放在毛巾下面或杯子里面，让宝宝去找；允许宝
宝翻看家里的柜子或抽屉。宝宝能听懂简单的话语，所以就算他
不会说话，妈妈也要多对他说"妈妈"、"爸爸"、"豆子"等词语。
这样做的目的是让宝宝知道，人和事物都有自己的名称。

　　如果宝宝还不能爬行或扶着家具站立，父母可以带着宝宝
去医院康复科接受物理治疗师的诊疗。如果宝宝逐渐地能爬行
或扶着家具站立，父母就不需要担心。请为宝宝提供一个宽敞
的空间，让宝宝可以四处活动。

STEP
4
12个月

 感知发育、语言发育

❶ 妈妈不做任何肢体动作，只对宝宝说"拜拜"、"拍拍手"等

时，宝宝能做出相应的动

作吗？能做到其中一项就

算合格。

拜拜

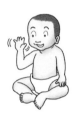

❷ 宝宝在说"妈妈"、"爸爸"的

时候，知道所说的词是什么意

思吗？

妈妈

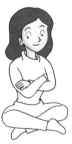

❸ 妈妈在宝宝面前放一个小玩具，用一个杯子罩住小玩具，再将另一个杯子放在旁边，宝宝能指出罩着玩具的杯子吗？

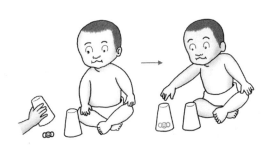

❹ 如果妈妈将玩具放进杯子里并盖上杯盖，宝宝会试图打开杯盖并找出玩具吗？

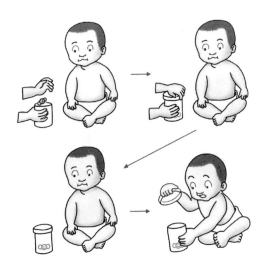

运动发育

❶ 宝宝能扶着家具站立并横着走吗？

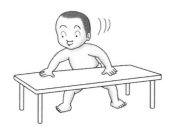

❷ 如果妈妈牵着宝宝的一只手，帮助宝宝维持身体的平衡，宝宝能走几步而不摇晃或不摔倒吗？

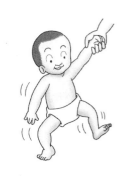

❸ 宝宝能利用拇指和食指捏住小面包块或豆子大小的饼干吗？

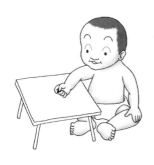

❹ 如果发现了像钥匙孔一样的小洞，
宝宝会试图把手指插进去吗？

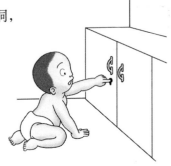

就算不会说话，宝宝也应该能做"拜拜"或"拍拍手"的动作。如果妈妈之前没有经常和宝宝玩这种模仿动作的游戏，请从现在开始在他面前边说边作示范。宝宝需要花一定的时间来认真观察所要模仿的动作。如果宝宝不能自己模仿，妈妈可以抓住他的手臂帮助他做动作，让他有所体会。

宝宝已经能用拇指和食指捏住小物品了。为了防止他吞咽小物品，妈妈一定要保持地面的整洁，不能有花生或其他小而坚硬的物品。妈妈可以帮助宝宝站立并行走。如果宝宝能扶着大人的手上下台阶，那么上下台阶也是一个不错的游戏。

宝宝到了第 16 个月就应该能自己走路了。如果妈妈牵着宝宝的手，宝宝还不能走路的话，说明宝宝的运动发育迟缓，应该接受康复科物理治疗师的诊疗。

STEP 5

16个月

 感知发育、语言发育

❶ 宝宝想吃冰箱里的食物时，会拉着妈妈的手走到冰箱前吗？

❷ 宝宝能理解"请把尿布拿过来"、"请把
奶瓶拿过来"等简单的指示性语言吗？

❸ 如果对宝宝说"妈妈的眼睛在哪里"、"爸
爸的鼻子在哪里"，宝宝能正确理解身
体部位的名称和人称的所有格吗？

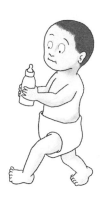

❹ 宝宝知道家里的冰箱、餐桌、椅子和电
视等物品的名称吗？（如果问宝宝"冰
箱在哪里"，宝宝应该会用手指指一下
冰箱。）

❺ 宝宝知道图画书里的苹果、狮子、香蕉等事物的名称吗？（如
果把图画书给宝宝，问宝宝"苹果在哪里"，宝宝应该会用
手指指出来。）

❻ 宝宝能理解亲人的称呼（如爷爷、姨妈、舅舅等）吗？

运动发育

❶ 宝宝能好好走路，基本上不摔倒吗？

❷ 宝宝能用两只手将大球扔出去吗？
（不是扔到地上，而是要扔给别人。）

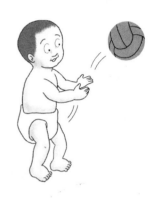

❸ 宝宝会试图用脚踢球吗？

❹ 如果妈妈牵着宝宝的手，宝宝能上下台阶吗？

❺ 宝宝能握着铅笔，在纸上涂鸦吗？

❻ 宝宝能用拇指和食指将豆子捏住并准确地放入透明的小瓶子（塑料饮料瓶、奶瓶等）吗？

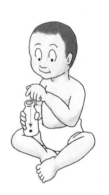

❼ 宝宝对圆形和方形积木感兴趣并能按形状将一两块积木放在正确的位置吗？

❽ 宝宝能自己用勺子吃东西吗？就算撒出一些食物也算合格。

 请妈妈这样陪宝宝玩耍

　　宝宝应该已经知道事物都有名称。请妈妈将家中各种事物的名称告诉宝宝，如钟表、餐桌、冰箱、电视、椅子等。妈妈也要将图画书中的事物名称告诉宝宝，如小狗、小猫、香蕉等。

宝宝应该知道身体部位的名称了。请妈妈告诉宝宝身体各部位的名称，如脚、肚脐、眼睛、鼻子、耳朵等。如果宝宝不理解人称的所有格，妈妈要经常和宝宝玩与所有格相关的游戏。

宝宝应该能自己好好走路了。如果宝宝不能自己走路，父母应该带宝宝去医院的康复科接受物理治疗师的诊疗。妈妈还可以经常和宝宝玩上下台阶的游戏以及将豆子放入小瓶子的游戏，还要鼓励宝宝自己拿勺子吃饭。（哪怕食物撒出来也没有关系。）

感知发育、语言发育

❶ 宝宝能完成圆形、方形和三角形的拼图吗？

❷ 妈妈能用简单的词语、句子以及肢体动作和宝宝交流吗？

❸ 如果妈妈为宝宝解说图画书的内容，宝宝能理解并回答问题吗？（如"吃苹果的姐姐在哪里？""狮子妈妈和狮子宝宝在一起吗？"）

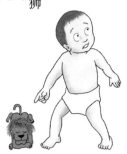

❹ 宝宝能理解童话故事的情节吗？

❺ 宝宝能问"这是什么？"或用肢体动作表达"这是什么？"的疑问吗？

运动发育

❶ 宝宝能用笔画出横线和竖线吗？

❷ 不用妈妈牵着，宝宝能上下台阶吗？

❸ 如果妈妈把卷尺拉开放在地板上，宝宝能沿着卷尺走直线吗？

❹ 宝宝能从大约一级台阶的高
度跳下来吗?

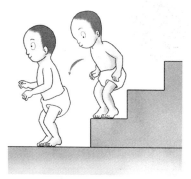

请妈妈这样陪宝宝玩耍

宝宝可以玩拼图了。请妈妈准备各种拼图,按照由易到难的顺序陪宝宝一起玩,这样可以提高宝宝多方面的能力。宝宝需要在妈妈的帮助下才能理解图画书里的故事,所以妈妈要向宝宝解说故事的内容,而不只是告诉他事物的名称。这个时期的宝宝能听懂简单的语句,因此妈妈多给宝宝讲故事对宝宝很有好处。

如果宝宝的感知发育迟缓,请父母带宝宝去医院接受发育检查。

如果宝宝的运动发育稍微迟缓,父母不用太担心,可以让宝宝多做蹦跳的动作。就算宝宝在 12 个月大之前学会走路,运动质量不容易提高的宝宝还是做不好蹦跳的动作,用笔画画也不熟练。父母不要给宝宝太大压力,只要多为宝宝提供能够认真活动的机会就可以了。既然宝宝学会了自己走路,父母就不用太担心宝宝的运动能力。

32个月

 感知发育、语言发育

❶ 宝宝能理解杯子的前、后、上、下、
里面和外面吗？

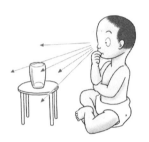

❷ 如果妈妈对宝宝说"请给我一个杯子"，
宝宝能理解"一个"这个数量的概念吗？

❸ 宝宝能理解过去时态吗？

❹ 宝宝会说 1、2、3 等数词吗？

❺ 宝宝能分辨红、黄这两种颜色吗？

❻ 宝宝能理解"一样"这个概念吗？

❼ 宝宝能理解"多"和"少"的概念吗？

 运动发育

❶ 宝宝能把珠子穿在一起吗？

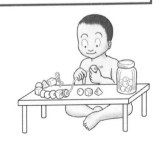

❷ 宝宝会模仿哼唱儿歌吗？

❸ 宝宝能用一只脚站立 2 秒左右吗？

❹ 宝宝能模仿跳远的动作吗？

❺ 宝宝能用笔画圆圈吗？

请妈妈这样陪宝宝玩耍

　　感知发育和语言发育方面，宝宝要能理解前后和上下的意思。在家里与宝宝对话的时候，妈妈要有意识地多使用方位词。这时宝宝也要能理解颜色以及"一样"、"多"、"少"等概念。如果宝宝不能理解，请妈妈每天认真地和宝宝做 15 分钟左右的相关游戏。如果宝宝不能完成感知发育和语言发育检查的全部项目，请父母带宝宝去医院接受发育检查。

　　就算宝宝的运动发育有些迟缓，只要宝宝能完成运动发育的大部分检查项目，父母就不必太担心。不过，父母还是要经常和宝宝一起做与运动发育相关的游戏。

感知发育、语言发育

❶ 宝宝能理解 4 种以上的颜色的名称吗？

❷ 宝宝知道什么是"不一样"吗？（比如，妈
妈可以问宝宝："这里有一个东西是不一样
的，其他的都一样。是哪一个不一样呢？"）

❸ 宝宝知道什么是"重"，什么是"轻"吗？

❹ 宝宝能理解"最大"和"最小"的概念吗？

❺ 宝宝能从 1 数到 5 吗？

运动发育

❶ 宝宝能用一只脚站立 4 秒以上吗？只
要宝宝有一只脚能做到就算合格。

❷ 宝宝能从大约 3 级台阶的高度跳下来吗？

❸ 宝宝能轻松跳大约 30 厘米远吗？

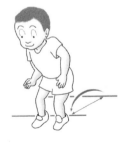

❹ 妈妈将卷尺拉开，提到距离地面 15 厘米左右的高度，宝宝
能从卷尺的一侧跳到另一侧吗？

 请妈妈这样陪宝宝玩耍

　　这个阶段的宝宝在大多数情况下能和妈妈沟通自如。宝宝
如果还不能准确地发音、说的话让妈妈难以理解，就应该接受
专业的发育检查，并考虑是否需要接受语言评估以及语言治疗。
父母要注意的是，在接受语言评估之前，宝宝一定要先做发育
检查，因为如果发音不准确和宝宝的运动能力有关的话，就可
以将语言治疗的时间稍微推迟。（如果宝宝口周肌肉的肌张力低
下，可以将语言治疗推迟到第 48 个月以后。）

　　这个时期的宝宝需要通过多种多样的游戏和托儿所或幼儿
园的活动，接受全方位的教育。为宝宝选择好托儿所和好幼儿
园是落在父母肩上的重要任务。

托儿所和幼儿园的选择

在全方位的教育过程中，托儿所和幼儿园起着至关重要的作用。

父母首先应该选择几所住处附近的托儿所或幼儿园，每一所都亲自去考察一番，向园长介绍自己的宝宝的性格和发育特点，认真听取园长提出的关于如何帮助宝宝适应新环境的建议。不同的宝宝所需的适应时间不等，因此父母应该先带宝宝去托儿所或幼儿园，再根据宝宝的反应作决定。勉强哭闹的宝宝去适应新环境并不可取。

父母还要仔细检查托儿所或幼儿园里的卫生状况和安全状况。如果托儿所或幼儿园禁止父母参观某些地方，就不能把宝宝送去。合格的托儿所或幼儿园应该欣然邀请家长们参观厨房和洗手间。父母也需要仔细检查宝宝的水杯和牙刷等物品的卫生状况。如果宝宝上托儿所的话，父母还需要检查安抚奶嘴的卫生状况。

托儿所或幼儿园如果有可以让宝宝们自由玩耍的游戏场地就更理想了。

与其选择费用高的私立幼儿园，不如考虑有政府资助，并由政府监督管理的托儿所或幼儿园。

如果宝宝发育迟缓，请父母这样做

❶ 对声音没有反应

如果宝宝 7 个月大了对声音还是完全没有反应，父母就要带宝宝去医院的耳鼻喉科接受详细检查。

❷ 视物不清

如果宝宝 6 个月时因看不清桌上的豆子而把脸贴近桌子，父母就要带宝宝去医院接受眼科专业医师的诊疗。

❸ 运动发育迟缓

如果宝宝 4 个月零 15 天时不能抬头，10 个月零 15 天时不能爬行，16 个月时不能独自走路，父母就要带宝宝去医院接受康复科物理治疗师的诊疗。

❹ 语言发育迟缓

（1）如果宝宝 24 个月时还不会好好说话，但是能理解别人说的话，父母可以观察一段时间，直到宝宝 36 个月时再说。如果父母实在是担心，也可以带宝宝到医院或专业机构接受发育检查。

（2）如果 24 个月左右的宝宝既不会叫妈妈、爸爸，也不能理解别人说的话，而且非常爱要赖的话，请父母带宝宝去医院或专业机构做发育检查。如果患有沟通障碍，宝宝虽然会对别人感兴趣，也会玩拼图，但会因为不能理解别人说的话而变得越来越爱要赖。

（3）如果宝宝能理解别人说的话，但是迟迟不能说话，可以在做完发育检查以后进行语言评估，并确定是否需要接受语言治疗。不过，迟迟不能说话的宝宝在 36 个月之前接受语言治疗，效果通常不会太好。

❺ 运动发育、感知发育、语言发育迟缓

如果宝宝各方面的发育均迟缓，就需要带宝宝去医院或专业机构接受发育检查，评估其实际所处的发育阶段，并让他开始接受早期特殊教育。

第三部分

宝宝发育咨询实例

以下咨询实例是从金秀妍博士经营宝宝发育检查研究所时在线解答的咨询实例中摘录的部分内容。

| 实例 1·1 个月 | 宝宝闹觉的情况很严重。 |

Q 我的宝宝是一个出生才 24 天的新生儿，我不知道现在咨询是不是太早了？最近宝宝一到睡觉时间就开始哭闹，几天前情况变得更严重了，如果我不背着他，他就哭得特别厉害。如果宝宝前一天睡觉的时间比较长，基本上就会出现闹觉的情况。我看了您的书里关于应对哭起来歇斯底里的宝宝的方法，想知道这是不是也适用于新生儿。我想尝试任由宝宝哭闹，让宝宝自己平静下来，但是长辈们说这样会让宝宝的脾气变得更糟。真的是这样吗？我初为人母，发现抚养孩子真是不容易呀。

A 宝宝虽然刚出生，但还是能感应到妈妈不安的情绪，所以妈妈的不安会让宝宝更加难以平静。宝宝哭闹的时候，请您试着深呼吸并保持冷静。您可以抱着宝宝摇晃，但是不要直接摇晃他的身体。如果横着抱宝宝，请您左右摇晃自己的身体；如果竖着抱宝宝，反复弯曲并伸直您的双腿可以为他带来安全感。如果感到吃力，您也可以让宝宝躺在婴儿车里，然后前后摇晃婴儿车。对于哭闹的新生儿，您还可以使用安抚奶嘴。您的宝宝才 24 天，应该让他使用安抚奶嘴或将他放在婴儿车里摇晃，任由他哭闹会令他感到疲倦。您的宝宝目前还是一个新生儿，所以就算很辛苦，您也还是要多哄哄他。

宝宝刚刚满3周，可以让他趴着吗？

Q 我的宝宝3周零4天了。看了您的书，我也想让宝宝尽量多趴着，但是宝宝只要一趴着就哭得很厉害，实在让我不忍心。第一次，宝宝哭了20分钟左右才睡着，但是睡了40分钟后，他又醒过来接着哭，我只好让他平躺着。每天应该让宝宝趴多长时间呢？如果宝宝一直哭也要让他趴着吗？哭过之后给宝宝喂奶，宝宝的手脚有时会突然抽搐一下，像是受到惊吓一样。会不会是因为宝宝受的刺激太大了？还有一个问题就是，宝宝趴着哭的时候，我分不清宝宝是因为肚子饿了哭还是因为感觉吃力了哭。我该怎么办呢？

A 只有在宝宝醒着的时候让宝宝趴着，才能促进宝宝的运动发育。您可以在宝宝的耳边摇晃摇铃，用声音刺激他。宝宝还小，刚满3周，所以他趴着哭时您就要哄哄他。这样的训练每次就算只坚持一两分钟也是有好处的。您一定要利用宝宝醒着的时间让他趴一会儿。

实例3·2个月 **宝宝趴着的时候只向一侧扭头。**

Q 我的宝宝54天了，躺着的时候会朝两边看，可一旦趴着，他就喜欢向左侧扭头。如果在宝宝熟睡的时候将他的头转向右侧，他照样也能睡。但是只要睡眠浅一点儿，他就会把头又转向左侧。醒着的时候，他就更不愿意把头转向右侧了。既然躺着的时候左右两边都会看一看，宝宝应该不是斜颈，那他趴着的时候为什么一定要向左侧扭头呢？我怕这样下去宝宝的脖子会偏向一侧，都不敢放心地让他趴着了。

A 每个人睡觉时都有觉得更舒服的一侧。如果竖着抱宝宝时宝宝的头是正的，妈妈就不必因为宝宝躺下时头只转向一侧而担心。所以请您不要强行把宝宝的头转向某一侧。假如宝宝4个月的时候头还是只偏向一侧，那就需要带他去医院接受康复科物理治疗师的诊疗了。

实例4·2个月 总是抱着宝宝对宝宝有不良影响吗？

Q 我的宝宝刚满10周，现在和祖母、曾祖母在一起生活，所以几乎每天都被抱着。宝宝刚出生时躺着的时间比较长，还不时地左右动一动，我觉得他应该很早就能翻身。但是自从我们搬到婆家之后，宝宝大部分时间都是被人抱在怀里的，而且就算躺着，他也只是呆呆地看着床头的旋转玩具。在宝宝醒着

的时候，我会尽量让他趴着，但他显得很吃力。我还发现，和刚出生时相比，宝宝不仅白天睡觉的时间长了，醒来之后还会哼哼唧唧地在床上挣扎，想让人抱。不过，当家里没有其他人的时候，不管宝宝怎么哭闹我都不理会他。但是我不知道这样做是不是正确的。听说宝宝满 100 天后就不会这么缠人了，是真的吗？我应该怎么做呢？

A 宝宝生活在大家庭里，免不了总被人抱着。在宝宝醒着的时候，就算只是一小会儿，您也要尽量让他趴着。祖母和曾祖母疼爱宝宝，想抱着他，您不能阻拦也是阻拦不了的。

实例5·2个月 宝宝不喜欢被抱着。

Q 我的宝宝是一个刚满 2 个月的男孩。从新生儿时期开始，只要被抱着，他就会肌肉紧张，所以在喂奶的时候我只好让他躺着。躺着喝奶时他也会不断用力，好像比其他宝宝喝奶时用的力气大多了。哄宝宝睡觉时我偶尔会抱着他，但他总是用手搓脸，表现出一副难受的样子，小脸也憋得通红。其他人抱着宝宝时情况也一样。我想知道宝宝是因为被抱着感觉不舒服还是有其他原因。

$\mathcal{A}$　　有的宝宝不喜欢皮肤接触，也有的宝宝受到刺激时会全身肌肉紧张。这些宝宝只要有一点儿不舒服，全身就会非常用力，所以往往有肌肉过于紧张的问题。请您在宝宝情绪好的时候，将他的腿抬起来，向他的脸部靠拢，使他的身体弯曲成圆弧状。这个动作可以使宝宝紧张的肌肉得到伸展。

实例6·2个月 我想知道宝宝的听力好不好。

$\mathcal{Q}$　　我是一个新手妈妈，宝宝现在 1 个月零 3 周大。这一周宝宝学会了抬头，不久前还会看着我的眼睛对着我笑。但是，每当我摇晃摇铃，想看看宝宝是否对声音有反应的时候，宝宝都会看着我的脸而不是摇铃。为了不让宝宝看到我的脸，我也尝试过站在宝宝的身后摇晃摇铃，但我很难分辨宝宝转头是为了找我还是因为听到了声音。我是不是担心得太早了？有没有简单的检查听力的方法呢？还是需要带宝宝去医院接受检查？

$\mathcal{A}$　　宝宝看着妈妈的脸时，不太容易听清楚声音。为了让宝宝集中精神，妈妈可以让他面向墙壁，在他的耳边摇晃摇铃。这时他的眼睛会紧张起来，看向有声音的一侧。就算宝宝对声音不太敏感，妈妈也不需要太担心，可以在宝宝 4 个月的时候再次用同样的方法检查宝宝的听力。

实例7·2个月　　我的宝宝是个早产儿。

Q　　我的宝宝是一个妊娠 34 周出生的早产儿，出生体重为
1570 克，现在 2 个月零 5 天大。目前，因为脖子没有力气，宝
宝还不能抬头。从宝宝现在的情况来看，他的视力和听力好像
都没有问题，因为他的视线会跟着我移动，而且一听到比较大
的声音他就会吓一跳。教授，早产儿的运动发育会比正常的宝
宝慢很多吗？我的宝宝什么时候才能趴着抬头呢？宝宝还太小
了，我很难判断他到底有没有发育障碍。我想知道其他早产儿
的身体发育状况。

A　　在宝宝满 24 个月之前，计算早产儿的年龄时，要从实
际年龄中减去提早出生的时间。也就是说，您的宝宝现在才满
3 周，所以必然不能抬头。之后，宝宝会以逐渐递增的速度赶
上正常宝宝的发育进程，所以在五六个月的时候他的状况会快
速好转。请您继续仔细观察宝宝，5 个月的时候再检查他是否
能抬头。如果他的视线会跟着您移转，他的视觉应该没有太大
问题。请在宝宝醒着的时候让他趴着。

实例8 · 2个月 宝宝好像看不清楚。

Q 我的宝宝 2 个月零 10 天了。他是足月出生的，出生体重为 2.6 千克。宝宝刚出生时，我发现他总是盯着我的额头看，和我没有眼神交流，但当时我没怎么在意。现在就算我把手放在宝宝眼前晃动，他也不会眨眼睛，明显看不见东西。于是，几天前我带宝宝去医院眼科做了眼底检查（检查视网膜和视神经），但是没有发现任何异常。眼科医生建议我们向儿科医生咨询发育迟缓方面的问题。宝宝到底应该去哪里检查呢？看东西也分早晚吗？

A 宝宝 2 个月的时候还很难确定是否有发育迟缓的问题，所以我建议等宝宝的视觉神经发育一段时间后再说。如果宝宝 4 个月的时候情况还是没有改善，宝宝还不能和别人对视，您再带他去接受发育检查。另外，您还要带他去医院的眼科检查眼睛的发育状况以及对感官刺激的反应。

实例9 · 3个月 宝宝刚满100天，总喜欢站着。

Q 宝宝已经 102 天了，是个女孩。她 2 个月左右的时候能趴着抬头，第 85 天能自己翻身。如果在她面前放她喜欢的东西，她就会笑，还会挣扎着想爬过去。前不久，她的爸爸扶着她的腋下，她就会很高兴地坐在爸爸的大腿上，但是现在她根本不愿意坐着了。只要稍微将她的身体立起来，她就会交替着蹬腿，兴高采烈地想要站着。这样做合适吗？我担心会给宝宝的腰部和腿部带来负担。

A 　和宝宝玩耍时，让他站立一会儿是没有问题的，但是站久了会阻碍他的运动发育。只有让他多趴着，他才能把体力用在趴着抬头以及用双臂支撑起上半身的动作上。

实例10·3个月 | **让宝宝使用安抚奶嘴没有关系吗？**

Q 　宝宝不久前刚满 100 天，是个女孩。因为她总是爱嘬手指，我就让她使用安抚奶嘴。但是她睡觉的时候也想嘬东西，不愿意我把安抚奶嘴拿下来。这样下去没有关系吗？目前她还没有养成习惯，不给她安抚奶嘴她也能照常玩，但是我觉得应该满足宝宝想要嘬东西的需求。长辈们说不用安抚奶嘴比较好，所以我实在是拿不定主意。如果偶尔使用安抚奶嘴对宝宝有好

处，应该让她使用多长时间呢？睡觉时使用也可以吗？自从使用了安抚奶嘴，她喝奶的量变少了，这样可以防止她喝奶过多吗？还有，宝宝是我们的第一个孩子，只要她一哭我们就会马上抱起来哄，是不是保护过度了呢？我一分钟都舍不得让她哭，这样没有关系吗？

$\mathcal{A}$ 可以让宝宝使用安抚奶嘴。哄宝宝也要分情况，有时让满 100 天的宝宝哭 1 分钟左右是没有关系的。宝宝哭的时候不要马上把她抱起来，可以从容地和她说说话，摇晃摇铃或者让她使用安抚奶嘴。如果使用安抚奶嘴的话，你们每个月都要为她测量一次体重，并以成长曲线为依据，确认她的体重是否属于正常范围。有些喜欢使用安抚奶嘴的宝宝喝奶的量的确会减少，所以请你们务必参照成长曲线，密切关注宝宝的体重。

实例11·3个月 宝宝两只手的活动能力有差异。

$\mathcal{Q}$ 我的宝宝 11 周了，是个男孩。大约在 2 周前，我发现宝宝两只手的活动能力有差异。如果给他摇铃，他可以用右手一直握着，但是使用左手时摇铃经常会掉下来。而且，他的左肘很少弯曲，所以他总是伸直了左臂去抓摇铃。不拿摇铃的时候，他的右手经常活动，右肘也能正常弯曲，但是左臂总是伸直着，偶尔才弯曲一下。我不知道是因为宝宝年纪太小，所以两只手的能力有差异，还是他的左手有问题。他会扭动身体翻来覆去，这和手的动作有关吗？他是不是需要接受发育检查？

$\mathcal{A}$ 运动发育有时会表现为一侧肢体的活动能力比另一侧肢体的活动能力优异。两只手的功能都减退才是发育问题。所以您大可不必因为宝宝的一只手比另一只手灵活而担心。您的宝宝发育很正常。为查出先天发育迟缓的发育检查应该在宝宝 4 个月（3 个月零 16 天至 4 个月零 15 天）的时候做，那时您可以在家里为宝宝做发育检查。

实例12·3个月　我担心宝宝会变成斜视。

$\mathcal{Q}$ 我的宝宝刚满 100 天。有时候他右眼的眼球会稍微向眉心方向偏，所以我很担心他会变成斜视。我应该怎么办呢？

$\mathcal{A}$ 宝宝出现斜视的情况是因为眼睛周围的肌肉还不能发挥其应有的功能。随着宝宝的成长，大部分斜视的情况都会逐渐好转，您可以等到宝宝 8 个月的时候再说。如果那时宝宝仍然有斜视的症状，请您带宝宝去医院眼科接受专业医师的诊疗。治疗斜视并不困难，您不用太担心。

实例13·3个月 可以让宝宝坐着吗？

Q 我的宝宝刚满 100 天。宝宝看图画书的时候会坐在我的大腿上或地板上。这样让宝宝坐着会影响他的发育吗？

A 宝宝一般要到六七个月时才能不靠任何背部支撑自己坐着。在那之前，如果您想让宝宝坐着，应该为他提供必要的背部支撑。此外，最好让他坐在您的大腿上，尽量不要让他坐在地板上。

实例14·4个月 宝宝还不会翻身，却总想站起来。

Q 没有读您的书之前，我一直让宝宝平躺着，直到他满 3 个月以后才让他趴着。现在宝宝 4 个月零 8 天了，可以趴着玩，向侧面滚也没有问题，但是还不会翻身，被抱着时总想站起来。

$\mathcal{A}$ 　就算宝宝自己不能翻身，只要可以趴着玩，您就不要勉强他翻身。如果他能向侧面滚，那就更没有必要练习翻身了。让宝宝在醒着的时候趴着，只是为了预防翻身晚的宝宝会出现运动发育迟缓。您的宝宝看起来很正常，请不用担心。

实例15·4个月	宝宝不看我的眼睛。

$\mathcal{Q}$ 　我的宝宝已经 4 个月了，但从来不看别人的眼睛，对摇铃声或我的哄逗声也完全没有反应，只会偶尔被关门声吓一跳。宝宝一天到晚都很闹腾，趴着的时候不能抬头，只能反射性地把头扭向一侧。我非常担心宝宝患有小儿自闭症。期待您的答复。

$\mathcal{A}$ 　建议您带宝宝去接受发育检查，他有可能是整体发育迟缓。宝宝大部分的发育障碍都无法查明其医学上的成因，所以就算妊娠及分娩过程中没有经历任何特殊事件，宝宝也有可能存在发育问题。请您抱着宝宝不是患有自闭症而是整体发育迟缓的想法，尽早带宝宝去医院或专业机构接受发育检查。

实例16·4个月　自动摇床会对宝宝的大脑产生影响吗?

Q　宝宝3个月零3周了。他非常难入睡,现在没有自动摇床的帮助就很难睡着。有一个亲戚告诉我,自动摇床对宝宝的大脑会产生严重的不良影响,让我不要使用。我想知道这是不是真的。平时宝宝在晚上睡觉前会使用摇床1个小时,中途醒了我就会把他抱下来。宝宝白天睡觉的时候也会使用摇床。期待您的答复。

A　如果直接摇晃宝宝的话,可能对宝宝的大脑造成伤害,但是摇床上的宝宝随着摇晃的床间接地被晃动,所以摇床不会对宝宝的大脑发育造成不良影响。如果摇床对您有所帮助,就放心使用吧。

实例17·4个月　宝宝是个低体重儿。

Q　我的女儿是妊娠37周零3天出生的,出生体重为2.2千克,是个低体重儿。现在宝宝109天了,体重为5.4千克。最近因为她不愿意喝奶,这个月体重完全没有增长。按照您说的,白天我会让她尽量多趴着,现在她很轻松就能抬起头,也会发出"咿咿啊啊"的声音。问题是，她还不能伸直拇指。如果我抱着她，她偶尔会伸开拇指。宝宝张开手掌时也只是伸直其他4根手指，她的拇指几乎一直是弯曲着的。她有时候会摆弄自己的双手，但也不会伸直拇指。不知道是不是因为这个缘故，就算我把摇铃放在她的胸前，她也抓不住摇铃。还有，有时候她特别爱嘬手指，但她只嘬食指，或者把除拇指外的4根手指一起放进嘴巴里。闹觉的时候，如果喂她吃母乳，她会用力咬我；我抱着她，她也会全身乱动。后来，我让她使用安抚奶嘴，她才会自己睡着。作为低体重儿，我的宝宝发育正常吗？

A 　　宝宝能够抬头，但是还不能伸直拇指，就得定期检查她的运动发育状况。因为她能抬头，所以可能没有严重的运动发育问题。但是如果她一直不能伸直拇指，就很难完成拿取等动作。看来您的宝宝是一个肌肉较为紧张的宝宝，而且到目前为止还不能伸直拇指，所以发育检查以及养育指导应该会对您有所帮助。

| 实例18·4个月 | 宝宝还不会咿咿啊啊。 |

Q 　　我的宝宝是一个刚满4个月的女孩，看上去很正常。她

2个月的时候就会抬头，也会翻身，现在能慢慢向前爬行了。但她不会咿咿啊啊，只是偶尔惊叫一声，或者很小声地发出"啊"的音。她偶尔也会哭着叫一声"妈妈"。作为妈妈，我十分担心，不知道她是说话晚还是有语言障碍。期待您的答复。

A　不同气质的宝宝，咿呀学语的形式也不同，惊叫也是其中的一种形式。如果4个月的宝宝会叫，会看着妈妈笑，您就不用太担心。

实例19·5个月　宝宝跳过某些发育阶段没关系吗？

Q　我的宝宝快5个月了。按照您说的，我最近经常让他练习趴着，可他总是哭个不停。听说有的宝宝没有经过趴着的阶段，直接就开始爬行或者坐起来了。有人说那样对宝宝不好。宝宝是否需要经过所有的发育阶段，还是略过一两个阶段也没有关系呢？还有，宝宝什么时候可以使用学步车呢？经常使用学步车会对宝宝产生不好的影响吗？

A　略过趴着的阶段，直接进入爬行阶段，这在宝宝的运动发育过程中是不可能发生的事情。当然，如果父母强行让一个没有趴着也没有学会爬行的宝宝坐起来，一段时间之后宝宝也可能扶着东西站起来走，但这样不利于宝宝的整体运动发育。宝宝会爬行说明他学会了控制自己的身体活动，所以请您务必让宝宝尽早开始爬行。此外，最好不要使用能让宝宝支撑身体的学步车。学步车只有在妈妈用餐或去洗手间的时候才能让他短暂地使用。

实例20·5个月 只要一坐起来，宝宝的头就会偏向右侧。

Q 我是一个5个月大的宝宝的爸爸。现在宝宝已经能抬头了，所以我让他背靠着我的前胸，抱着他坐在我的大腿上。令我担心的是，宝宝躺着的时候会朝左右两边看，可一坐起来，他的脑袋就会向右偏。有人说，喂奶的时候宝宝总是头朝向右边才会这样，所以最近喂奶时我会让他的头朝向左边。我很担心他是斜颈。希望您的答复是一个好消息。

A 如果5个月的宝宝坐起来的时候头总是偏向一侧，很可能是运动发育迟缓或斜颈。请您尽快带宝宝去医院接受康复科物理治疗师的诊疗。

| 实例21·5个月 | 宝宝的运动发育是不是太快了？ |

Q　我的宝宝现在5个月零8天了。他在2个月零15天的时候学会了向一侧翻身，4个月的时候能向两侧翻身，5个月的时候就会爬行了。如果我扶着宝宝的腋下，他还能行走甚至跳跃。长辈们说宝宝走路太早会变成O型腿。虽然宝宝的运动发育比别的宝宝快，这让我很自豪，但是另一方面，我也很想知道这样会不会有问题。

A　扶着宝宝的腋下让宝宝走路对宝宝的运动发育不会有任何帮助。如果宝宝已经会爬行了，那就多让他爬行吧。如果宝宝能够自己扶着东西站起来走路，就算他只有七八个月大，也不会对他的关节造成负担。

| 实例22·6个月 | 宝宝只想坐着，不愿意爬。 |

Q　宝宝6个半月了，是一个男孩。如果让他趴着，他就会用四肢支撑起自己的身体，并前后晃动。我猜想他是不是要学爬行了，没想到他直接就坐了起来。以后，就算我让他趴着，用玩具逗他，他也会马上坐起来并看着玩具笑。我听说没有爬行就

坐起来的宝宝以后就不会爬行了。您有没有能让宝宝爬行的好方法呢?

A 6个月的时候能自己坐起来的宝宝,其运动能力是没有问题的。你可以将玩具放在他的侧面,让他练习向侧面转身。其实,就算您什么都不做也没有关系,更不要强迫他爬行。

| 实例23·6个月 | 宝宝的拇指还握在拳头里。 |

Q 我的宝宝是一个6个月零10天的男孩,他100天左右的时候才学会翻身,1个月前开始匍匐爬行,可他的拇指还没有伸直,只能用其他4根手指抓住东西。据我所知,通常2个月左右的宝宝会伸直一只手的拇指,到4个月左右会同时伸直两只手的拇指。还有,这个时期的宝宝是由妈妈陪着玩好,还是让宝宝自己玩好呢?期待您的答复。

A 您的宝宝的大运动发育是正常的,所以您不用为他的拇指没有完全伸直而担心。希望您能帮助宝宝在爬行的过程中探索周围的事物。另外,带着宝宝到邻居家或亲戚家玩应该比您在家里陪着宝宝玩要好。

| 实例24·6个月 | 宝宝对声音特别敏感。 |

Q　我是一个刚满 6 个月的宝宝的爸爸。宝宝一听到响亮的声音就会被吓一跳，就算有人在旁边打个喷嚏他也会被吓哭。白天睡觉的时候，他经常被屋外的摩托车或汽车的声音惊醒，特别敏感。我们抱着宝宝的时候他睡得很香，可一旦把他放在床上，他就会醒来。晚上睡觉的时候，就算我让他平躺着，不一会儿，他又会翻身趴着睡。宝宝是不是睡眠太浅了呢？据我所知，宝宝在熟睡的时候才会分泌较多的生长激素。请您多加指教。

A　随着宝宝的成长，这种对声音敏感的情况会有所好转。虽然父母做什么都得小心谨慎，但是不要过于担心，请尽可能为宝宝创造一个安静的睡眠环境。如果 24 个月大之后宝宝的情况还是没有好转，您就应该带他去接受发育检查。

| 实例25·6个月 | 除了妈妈，宝宝不看其他人的眼睛。 |

Q　我是一个新手妈妈，儿子现在 6 个月零 3 天了。只要一和我有目光接触，他就会笑，但是先生或其他家人哄逗他的时候，他只会呆呆地看着，有时甚至不看别人的眼睛。宝宝的运

动发育也有点儿迟缓，5 个月零 20 天的时候才学会翻身，满 6 个月的时候才会抓玩具。怀孕的时候，我因为经济困难，有很大的心理压力，哭过很多次。会不会是因为这个缘故，宝宝才发育不好呢？我担心宝宝患有自闭症，因为我听说怀孕时如果妈妈觉得宝宝是一个不必要的存在，宝宝就容易患有自闭症。

𝒜 　小儿自闭症的病因目前还没有被查明。就算妈妈怀孕时吃得很少或患有严重的抑郁症，也不会令每一个宝宝都患上小儿自闭症。您的宝宝现在才 6 个月大，而且和第一抚养者有目光接触，所以您没有必要太担心，因为宝宝也有喜欢的人和不喜欢的人。没能做好胎教的愧疚感会让妈妈倾向于把宝宝的表现与发育迟缓联系起来。请您用一颗平常心来对待宝宝，因为越是担心，就越会发生令人担心的事情。您要一直以乐观的态度面对困难，并为在困境中竭尽全力努力过的自己感到自豪。

| 实例26·6个月 | 宝宝会大声叫。 |

𝒬 　我的宝宝 6 个月了，是一个男孩。他 3 个月的时候开始咿呀学语。刚开始的时候，他不停地咿咿啊啊，我们还开玩笑地叫他"话匣子"呢。但是最近他不怎么爱咿呀学语，不高兴

就会叫，而且声音很大，而高兴了就会笑。听说宝宝咿呀学语的时候，父母多和宝宝对话比较好，但是无论我对他说什么，他都一声不吭。宝宝为什么不再咿咿啊啊呢？

A 宝宝对身边的环境产生兴趣并开始思考的时候，就会停止咿咿啊啊，有的宝宝甚至干脆不发出任何声音了。6 个月的宝宝应该开始学说话了，所以之前的咿咿啊啊会被"妈妈"等发音或大声的叫喊取代。只要宝宝的运动发育正常，您就不用太担心。

实例27·7个月 我的宝宝是思考型宝宝吗？

Q 我的宝宝满 7 个月了，喜欢玩具，更喜欢和我有身体上的接触。宝宝平时不怎么哭，见到认识的人会高兴地笑。他不会轻易地触碰没有见过的东西，要观察一阵子，等熟悉了才会拿起来，不熟悉的食物他也不会放进嘴里。有时候宝宝拿着熟悉的食物也会看着我，好像希望得到我的确认似的。我的宝宝是思考型宝宝吗？记得有一篇文章说过，这样的宝宝反应慢，容易被朋友排挤，这让我有些担心。我也怕他会变成一个畏首畏尾、内向的孩子。有时候我很希望他像朋友家的宝宝那样一刻也安静不下来。您说过人多的地方对宝宝有好处，还有没有

其他能够使宝宝的优点得到发展的育儿方法呢?

A 父母应该帮助宝宝发展其与生俱来的气质,而不是试图改变宝宝的气质,请您全盘接受宝宝天生的气质吧。环境会对宝宝产生影响,但是首先我们要尊重宝宝自己的兴趣。我觉得凡事竭尽全力,并祝愿自己的宝宝在充满变数的人生旅途中健康成长,这才是抚养者应有的态度。

实例28·7个月	宝宝还没学会坐就站起来了。

Q 我的宝宝 7 个月了,是个女孩。宝宝 5 个半月的时候开始爬行,如果我帮助她坐起来,她能维持坐姿,但是不能自己坐起来。不久前她能够扶着椅子自己站起来了。像她这样略过自己坐起来的阶段没有关系吗?

A 希望您能让宝宝多练习爬行。您的女儿发育正常,就算不爬行也没有大问题,但还是要让她自己活动。请您不要刻意让她坐起来,应该尽量让她多爬一爬。

| 实例29 · 7个月 | 宝宝不会匍匐爬行。 |

Q 我的宝宝 6 个月零 20 天了。他满 100 天之后就会翻身，但是现在还不会用肚子前移，只会原地转圈或者向后退。从几天前开始，宝宝的屁股偶尔会直直地冲着天，做出用手脚支撑爬行的动作。他还没用肚子前移就要开始爬行，这样没问题吗？

A 您的宝宝已经开始用四肢支撑身体，过不了多久应该就会开始爬行了。有的宝宝一开始不用肚子前移，而是直接爬行，所以您再观察一阵子吧。只要宝宝在 10 个月之前学会自己爬行就没有问题，不管是用肚子前移还是用四肢爬行都可以。

| 实例30 · 7个月 | 宝宝流很多口水。 |

Q 我的宝宝刚满 7 个月，不久前刚学会爬行。因为口水流得太多，他的下巴上总是长有一些小米粒儿一样的疹子。我用毛巾垫着他的下巴也没有用，毛巾不一会儿就会湿透。宝宝为什么会流这么多口水呢？

A 口周肌肉肌张力低下的宝宝口水就会流得多、流得久，目前看来还没有很好的解决方法。请您用勺子和筷子给宝宝喂辅食，用水杯喂水。使用奶瓶不能锻炼宝宝的口周肌肉，所以如果宝宝能吃辅食或吃饭，最好让在他 14 个月时戒掉奶瓶。

实例31·7个月	宝宝不喜欢笑。

Q　　我的宝宝 6 个月零 22 天了。这个时期的宝宝应该对妈妈的哄逗有反应，但是我的宝宝不怎么爱笑，有时候他一天只会笑两次左右。就算我想尽办法把他逗笑了，不一会儿他又变得面无表情。宝宝其他方面看上去都很正常，可我担心这样下去他的性格会有问题。

A　　有些宝宝天生就不喜欢笑，而如果宝宝不怎么爱笑，父母就会觉得没有乐趣。请您不要太担心。就算宝宝不怎么爱笑，也要经常逗一逗他。宝宝在成长过程中，性格会随着环境而发生变化。只要家中充满了欢笑，宝宝慢慢地也会变得爱笑。

实例32·8个月	宝宝想要扶着东西站起来。

Q　　我的宝宝 8 个月了。他一周前才开始爬行，现在就想要

扶着东西站起来。因为听说爬行过程很重要，所以只要他想扶着东西站起来，我就会让他坐下。我是不是不应该拦着他呢？

A 请不要阻止宝宝自己站起来。无论什么事情，让宝宝自己做是最重要的。您不要特意让想要站起来的宝宝坐下，因为有的宝宝爬行的时间短，而有的宝宝爬行的时间长。8个月的宝宝能够自己扶着东西站立是正常的。

| 实例33·8个月 | 宝宝开始歇斯底里地哭。 |

Q 我的儿子8个月了。不久前，他突然不愿意自己玩了，总是让我抱着。如果我不抱他，他就会拼命地哭几个小时。我走到哪里，他就跟着爬到哪里，抓住我的脚踝一直哭。他哭起来特别厉害，有时候甚至都喘不过气来。为什么宝宝会突然出现这种现象呢？这是耍赖吗？

A 您的宝宝开始耍赖了。就算他哭得再厉害，您也不要慌张，可以把他带到户外，观察他的行为变化。从8个月开始，宝宝的感知发育迅速发展，有时候觉得无聊了，他就会哭得很厉害。生来脾气就比较大的宝宝，会随着运动能力的提高变得更加容易发脾气，在 24 个月左右可能变得非常严重。一旦宝宝开始说话了，耍赖的情况就会有所减少。所以就算很辛苦，您也要尽量忍耐。

实例34·8个月 宝宝不认生。

Q 我的宝宝满 8 个月了，是个女孩。就算我在玩游戏的过程中走出房间并关上房门，她也不会哭，而且她从来不认生。我很担心，所以想向您咨询一下。

A 如果宝宝的运动发育正常，认生可以根据宝宝的气质分为两种，一种是一眼就能看出来的认生，另一种是完全不外露的认生。认生是指对同自己亲密的人和不亲密的人的区别对待，并不一定表现为哭闹。可能您的宝宝性格温顺或者自我控制情绪的能力比较强，您不用太担心。如果宝宝的运动发育和感知发育迟缓，而且伴有不认生的情况，就需要带宝宝去医院接受发育检查了。

宝宝喜欢玩自己的手。

Q 我的宝宝刚满8个月，从几天前开始就一直玩自己的手。他会把拇指放在另一只手的手掌中，反复握拳和松开，就这样玩很长时间。据我所知，智障儿童喜欢玩自己的手。我的宝宝能自己站起来，会叫爸爸妈妈，还能熟练地捡东西。但是突然看到他玩自己的手，我感到有些不安。

A 如果宝宝不玩别的游戏，只玩自己的手，那就可能是严重的精神发育迟缓。而您的宝宝会玩别的游戏，所以就算他喜欢玩自己的手，也不是精神发育迟缓。请您不要担心。

实例36·9个月 宝宝为什么不拍手？

Q 我的宝宝9个月零10天了，是个男孩。我试着教他握拳、拍手、摇头、挥手拜拜等动作，但他从不跟着做。是宝宝的智力方面有问题，还是宝宝不愿意跟着做呢？宝宝的其他方面好像都没有什么问题，就是说话有点儿晚，哭的时候偶尔会叫"妈妈"。我的宝宝有问题吗？

$\mathcal{A}$ 　有的宝宝不会模仿眼睛看到的行为，也有的宝宝不喜欢玩模仿游戏。总是让宝宝做自己不喜欢或者做不好的事情，他就会觉得厌倦。而一些成就欲强烈的宝宝，就算最初做得不好，也会自己努力练习，某一天便会给父母带来惊喜。如果宝宝会到处爬、看看这儿又翻翻那儿、看图画书的时候也很认真，我们不会仅仅因为宝宝不做模仿游戏而怀疑宝宝的智商。请您陪宝宝玩他自己喜欢的游戏吧。

> 实例37·9个月 ｜ 宝宝不能挺直身体。

$\mathcal{Q}$ 　我的宝宝9个月了，但是抱着他的时候，他的身体很难挺直，总是软绵绵的，并且一直扭来扭去。坐着的时候他也不能挺直身体，需要用手臂支撑身体，而且他也不愿意坐着。 宝宝抬头是在第5个月，但做得不是特别好。他长得比别的宝宝高，是不是身高的原因呢？宝宝开始匍匐爬行有一周了，之前只会打滚。我不知道是宝宝有问题还是我的育儿方式有问题，期待您的答复。

$\mathcal{A}$ 　您的宝宝肌张力很低，建议您带他去接受发育检查。这不是育儿方式的问题，而是因为宝宝出生时肌张力就低。

宝宝都9个多月了，还不会爬行。

Q 我的宝宝抬头是在第 100 天之前，翻身是在第 105 天，匍匐前行（用一只胳膊和一条腿）是在 5 个月零 18 天，自己坐起来是在 8 个月零 10 天，用两只胳膊和两条腿匍匐前行是在 8 个月零 20 天。现在他想扶着东西站起来并推着学步车走路。我担心宝宝不爬行就直接学走路会有问题。怎样做才能让宝宝爬行呢？

A 如果宝宝会匍匐着爬行，就算没有用四肢爬行也没关系。有时宝宝看上去像是匍匐前行，但是仔细观察就可以发现他的双腿是交替活动的。如果不是这样的话，您的宝宝现在就不会站起来走路了。您再仔细观察一下吧。

好奇的宝宝的智商和情商才会高吗？

Q 我的宝宝满 9 个月了，看上去好奇心不强。如果我拿着宝宝喜欢的无绳电话或玩具吸引她爬过来，她有时会在中途停下来做别的事情。而且，我从来没见过她主动地拿玩具箱里的玩具。我的侄子们总是一刻不停地活动，几乎是在玩具箱旁度过一整天；在我的宝宝这么大的时候，他们几乎把家里的抽屉都翻遍了。但是我的女儿早上醒来也只是静静地躺着，不哭也不闹。要是我走过去微笑着和她打招呼，她会对我笑并要求我抱她。说实话，有时候看着她，我会不由自主地叹气。我的宝宝是不是有什么问题呀？

A 如果宝宝的运动发育正常，您就不用太担心。好奇心可以表现为不停地动来动去，也可以表现为静静地观察周围的环境。无论是什么形式，只要是发育正常的宝宝就有好奇心。不用说，有好奇心是宝宝发展思维能力的基本条件。但也有一些宝宝喜欢静静地坐着思考，所以我们不能因为宝宝喜欢活动，就说宝宝好奇心强。不过，如果宝宝不仅安静，而且运动发育也迟缓的话，那就可能是由大脑发育迟缓引起的，这时就有必要带宝宝去接受发育检查。

实例40·9个月 我担心宝宝的头部受伤。

Q 我的宝宝刚满 9 个月，最近正在积极地练习站立。但是他还控制不好身体的平衡，总是摔倒，有时会"咣"的一声重重地摔在地板上。我很担心摔得这么重会对他的大脑有不良影响。

这样摔跤没关系吗？我是不是需要在地板上铺一层垫子呢？

$\mathcal{A}$　　您可以买一些不太贵的垫子，把房间的地面都铺满。宝宝的平衡感是在反复摔跤的过程中建立起来的。铺上垫子之后您就不用太担心了。

实例41·10个月　宝宝对电视上的广告感兴趣。

$\mathcal{Q}$　　我的宝宝 10 个月零 12 天了，是一个可爱的小公主。大约从半个月前开始，她就特别认真地看电视上的广告。一开始我觉得她很聪明，可现在我很想知道看电视的时间太长会对她产生什么影响。

$\mathcal{A}$　　夜晚，人们的视线会自然地停留在各种颜色的霓虹灯上，宝宝认真看电视广告也是同样的道理。广告的视觉刺激和高低音的快速变化会引起宝宝的注意，但是不能起到教育和提高认知能力的作用。因此，宝宝喜欢看广告并不代表宝宝的大脑发育会很好。

Q　　我是一个刚满10个月的男孩的妈妈。宝宝刚开始说"妈妈"是在他8个月大的时候,那时他的发音还不是很准确。现在他能很清楚地叫"妈妈"了。当然,我知道宝宝叫"妈妈"并不是在找我,他只是肚子饿了或者犯困了。但是最近,他常常发出"啊"、"呃"的叫声,也不怎么咿呀学语了。他叫起来声音时大时小,有时叫着叫着还会呕吐。在他叫的时候我摸他的肚子,发现他正在用力呢。他的这种行为也属于一种语言表达方式吗?

A　　想表现自己但又不会说话,所以宝宝才会叫。请您试着理解宝宝烦闷的心情吧。这也是语言表达的一种方式。

Q　　宝宝满10个月了,是个男孩。他可以坐着或扶着东西站着,但是坐着的时候背部有点儿弯。不过,他偶尔会挺直了背部坐着,有时还会弯腰咬自己的脚趾,然后趴在地上。我怕宝宝习惯了这样的坐姿,会导致脊柱弯曲,很不安。还有,宝宝有时会咬自己的脚趾,躺着时还会互相拍打双脚,他做这些动作有什么原因吗？

A 如果满 10 个月的宝宝不能坐直，而且总是躺着玩自己的脚趾，他就可能整体发育迟缓。建议您带宝宝去做一下发育检查。

实例44·10个月 | 宝宝会做出打自己的样子。

Q 我的宝宝一向很安静，不怎么哭闹，很多人都说他很乖。但是令我们担心的是，和同龄的宝宝相比，他很少咿咿啊啊。最近，他偶尔会发出"妈妈"、"叭叭"、"抱抱"、"爸爸"的音，有时还会大吼一声。虽然他不会甜甜地对着人笑，但我一直认为他不会攻击别人也不会使用暴力。但是从一周前开始，只要他不高兴了或者他的要求没有得到满足，他就会抓自己的头发或者用双手打自己的脸。刚开始的时候，这种情况只是偶尔发生一次，可一旦有陌生人在场，情况就会变得特别严重。有没有什么好方法能帮助宝宝改掉这个坏习惯呢？

A 这是满 10 个月的宝宝表达自身压抑情绪的一种方式，也是一种普遍发生的行为。您不要对此表现得过分关注或紧

张，可以平静地命令宝宝停止或用别的游戏转移他的注意力。如果您表现得过分关注并试图阻止他的话，情况可能变得更加严重。

实例45·11个月 宝宝对吃饭这件事情感到压抑。

Q 我的宝宝现在11个半月了，吃东西特别少，有时候还会吐出来。如果由着他，他就一口也不吃，所以我只好撬开他的嘴，强迫他吃东西。我参照成长曲线测量宝宝的体重，结果发现他的体重低于10%。之前因为宝宝吐出嘴里的饭，我还打了他一个耳光。吃饭这件事情好像越来越让他感到压抑了。就这么强行喂饭没有关系吗？宝宝做过贫血检查，数值结果显示为早期贫血，还没有严重到需要治疗的程度。而且，因为宝宝不喝牛奶或奶粉，目前还没有断母乳。我真的很担心。

A 就算宝宝不愿意吃东西，只要他能够活泼地玩耍，您就不要勉强他。万万不能因为吃饭这件事情对宝宝动手。如果宝宝贫血，可以给他吃补血制剂。请您坚持每个月参照成长曲线测量他的体重、身高以及头围，并定期做缺铁性贫血检查。就算他吃得少，比同龄的宝宝瘦，只要他能活泼地玩耍，并且不存在运动发育迟缓的问题，您就不用太担心。

实例46·12个月 宝宝不喜欢手部接触。

Q 我的宝宝 12 个月零 10 天了，是个男孩。他刚开始学会走路，但是不喜欢别人牵着他的手，也不喜欢和别人握手。要是我表示想和他握手，他会把手伸出来，但是握一下就会迅速把手缩回去。为了示范怎么搭积木、画圆圈，我想抓着他的手一起搭积木或握笔，可他会立即把手缩回去，所以我想教他也教不了。宝宝到底为什么会这样呢？

A 宝宝会通过观察周围的环境自我学习，您不要勉强宝宝，只要为他作示范就行了。如果被强迫，宝宝就会逃避，所以您只要陪着宝宝玩耍就可以了。如果他不喜欢别人碰自己的手，就请您尊重他的意愿，不要碰他的手。

实例47·12个月 我的宝宝是胆小的孩子吗？

Q 我的宝宝 12 个月了，是个男孩。接触新鲜事物时，他总是先用手指触碰一下才会拿起来，有时甚至只盯着看而不动手。我的婆婆说这是因为宝宝小心谨慎，但我担心他是缺乏好奇心或胆小的孩子。

A　　您的宝宝并非胆小，而是一个在探究新鲜事物时非常小心谨慎的宝宝。他也可能属于疑心比较重，必须经过确认才会相信的气质类型。您要让宝宝以自己的方式探索新鲜事物和环境，不要在他还没有做好心理准备的情况下强迫他去接受新鲜事物。请您仔细观察宝宝的行为。父母最需要做的不是干涉孩子，而是在一旁仔细观察并为孩子提供必要的协助。

实例 48 · 12个月　宝宝喜欢摸其他小朋友。

Q　　我的儿子快 1 岁了，平时经常和小区里的小朋友在一起玩，但是他要么揪小朋友的头发或者靠在小朋友身上，要么就从背后拉小朋友的衣服。比起玩玩具，他更喜欢摸其他小朋友。宝宝为什么会这样呢？作为妈妈，我应该怎么教育他呢？

A　　您的宝宝才 1 岁，还没有到可以和小朋友互相协助的年龄。宝宝的性格各有不同，有的宝宝不喜欢欺负身边的小朋友，而有的宝宝特别喜欢欺负小朋友。这个年龄段的宝宝，语言能力还没有发育好，所以越是自我表现欲强的宝宝就越喜欢用行动表达自己的意图。您要用坚决的态度让宝宝认识到摸其他小朋友是不对的。如果他继续欺负小朋友的话，请您带着他暂时离开。

| 实例49·13个月 | 宝宝说话晚。 |

Q　宝宝快 13 个月了，说话好像比别的宝宝晚了很多。他对事物有一定程度的认知能力，能听懂简单的指示性语言（如"把球拿过来"、"拜拜"等）并照着做。只要我说出家里摆放的物品的名称，他就会用手指指一下那件物品或把头转向物品所在的方向。但是目前他还不能正确地说出"妈妈"、"爸爸"，偶尔倒是会发出"妈妈"的音，但不像是在叫我，而像是无意中说出来的。据我所知，宝宝说出第一个词的时间越早，智商就越高。我的宝宝落后很多吗？语言发育和智商是成正比的吗？

A　如果满 13 个月的宝宝能听懂简单的话语，就算不会说话，父母也不用担心。宝宝说话早才会显得聪明，初为人母的妈妈也会感到骄傲，但是评估宝宝语言能力的标准是宝宝的理解能力。每个宝宝开口说话的时间是不一样的。您的宝宝才 13 个月大，就算只能含糊地说一声"妈妈"，也是正常的。不要忘了，对宝宝的语言发育来说，理解能力比表达能力更加重要。

实例50·13个月　宝宝只使用左手。

Q　我的宝宝 13 个月了。他只想使用左手，这让我很担心。如果我把饼干放在他的右手，他会将饼干换到左手再吃。我的侄子也喜欢使用左手，这是遗传造成的吗？我不知道应该怎么办。

A　有些人习惯使用左手，是因为他的左手具有先天的活动优势。因此，强迫习惯使用左手的宝宝使用右手，他就会感到很吃力。以前，大家在吃饭的时候都是围着圆桌坐，左撇子会给旁边的人带来不便，和同学共用一个书桌时，左撇子用左手做笔记会妨碍到同桌。其实，就算左撇子和习惯使用右手的人生活在一起，也不会给他们带来很多不便。所以，我们完全没有必要强迫宝宝使用右手。以前的家居用品都是为习惯使用右手的人设计的，现在设计师们也应该多为左撇子设计新的家居用品了。

实例51·13个月 宝宝怕同龄的宝宝怎么办?

Q 我的宝宝快13个月了,是个女孩,一出生就非常温顺。去年1月,女儿和大她两岁的表姐一起生活了1周左右,而表姐是一个出了名的小恶女,动不动就对女儿动手或强迫女儿做她不愿意做的事情,为此她哭了很多次。之前,她偶尔还和小区里的小朋友或姐姐、哥哥们一起玩,但是从那之后,她只要一看到同龄的宝宝或大她一岁左右的姐姐、哥哥靠近自己,就会害怕得猛地抱住我。反倒是看到年龄更大一些的姐姐或哥哥(五六岁左右的),她就会高兴地想要靠近,并想尽办法引起他们的注意。从去年1月到现在,事情已经过去很久了,这么小的宝宝还记得当时的事情,所以才会有这样的反应吗?还是她的社交能力或其他方面有问题呢?

A 兄弟姐妹之间不能好好相处,总是被哥哥或姐姐欺负的弟弟或妹妹很可能有情绪发育的问题。因此,如果吃亏的总是某一方,就请尽量将两个宝宝分开。虽然那是很久之前发生的事情,但伤痛的感觉依然可能留在宝宝的记忆里。通常情况下,宝宝都比较喜欢能让着自己的大哥哥和大姐姐。

实例52·13个月　宝宝经常嘬手指。

Q　我的宝宝1岁零20天了，经常嘬双手的食指。这个现象已经出现很久了。可他现在不只是嘬手指，而是用力地咬手指。我听说宝宝觉得无聊时就会这样，而且这种习惯不太容易纠正。我真担心他的手指会有问题。还有就是，他犯困的时候会使劲挠头，有时候甚至会挠出血来。虽然我经常给他剪指甲，但是他的头皮总是被抓破，一直结着痂。他晚上睡觉也不踏实，醒来时也会挠头。这样下去没关系吗？

A　嘬东西通常是宝宝在心情压抑时安慰自己的一种手段。如果您的宝宝出现这种行为的话，请您多陪他玩耍，让他开心起来。越是心情压抑的宝宝，就越喜欢嘬手指。感到无聊时或临睡前是宝宝感觉最压抑的时候。

实例53·14个月　只要学习走路，宝宝就一屁股坐在地上。

Q　我的儿子刚满14个月。满9个月的时候他能扶着东西站起来，几天之后他就会爬行了。不知道是不是因为爬行得晚，他学步也很慢，真令人担心。我应该让他经常练习走路吗？最近我觉得不能再这样下去了，就扶着他的手让他走路，但是他没走几步就会一屁股坐在地上。不知道是因为腿脚没有力气还是害怕，他现在都不愿意站起来了。我应该怎么办呢？

A 这种情况不是因为宝宝的腿脚没有力气，而是因为有的宝宝学习控制身体平衡所需的时间比较长。请您扶着宝宝的手或让他推着学步车多练习走路。只要宝宝在第 16 个月之前能够自己走路，您就不用太担心。

| 实例54·14个月 | 宝宝特别胆小。 |

Q 我的宝宝 14 个月零 15 天了，是个男孩，特别胆小。外出的时候，如果有人从对面走过来，他就会抓着我的裤子往我身后躲。平时宝宝也会和别人接触，所以我不知道为什么会出现这种情况。而且宝宝会拒绝接受别人给他的饼干或水果，就算他勉强接受了，过一会儿就会扔掉。他还比较固执，不喜欢我牵着他的手，喜欢一个人走，也不管我有没有跟着，想去哪里就去哪里。如果我拦着他，他就会一屁股坐在街边或干脆躺下来。他应该还没到反抗期吧？我不知道宝宝为什么会这样，很担心他以后会变得不听话。

$\mathcal{A}$ 您的宝宝对陌生人的抗拒感和耍赖的情况都很严重，请您注意观察他的感知发育和语言发育状况。如果他不能理解简单的话语，请您带他去医院或专业机构接受发育检查。

| 实例55·15个月 | 宝宝几乎不说话。 |

$\mathcal{Q}$ 我家的老大 46 个月大，老二 15 个月大。老大开口说话比同龄的宝宝晚，而老二到现在还只会说"妈妈"和"爸爸"。老二在 11 个月时学会了走路，很会搭积木。如果我抱着老二问他："要去哪儿？"他会用手指指着自己想去的地方，但他只会发出"呃"和"啊"的音。他只是单纯的说话晚吗?

$\mathcal{A}$ 虽然不能正确地说出词语，但是如果您的宝宝能听懂简单的话语，能用手势表达自己的意思，您就应该再给宝宝一些时间。就算宝宝一句话也说不出来，只要他的理解能力越来越好，父母就可以继续观察，直到宝宝 24 个月时再说。但是，如果宝宝不太能理解别人说的话，不知道身体部位的名称，到 18 个月时还不能理解人称所有格，那就需要接受发育检查了。

实例56·15个月	宝宝总是被邻居家的宝宝打。

Q 我的宝宝 15 个月了，是个女孩，可以说"我要牛奶"等简单的句子。邻居家有一个 30 个月的宝宝，最近和女儿接触得比较多，但她动不动就推女儿、打女儿或压得女儿喘不过气来。可就算是这样，女儿还总是叫她"姐姐"，想要和她一起玩。我想知道，和使用暴力的宝宝在一起时间长了，我的女儿会不会模仿？我是不是不应该让她和那个女孩一起玩呢？看到女儿总是被打，我真的很心疼。

A 如果您的女儿感到压抑，就不要让她们见面了。但是如果她能够自我调节情绪而不受暴力行为的影响，而且很喜欢那个女孩，那您就没有必要阻止她们见面。邻居家的宝宝欺负您的女儿时，您可以训斥那个宝宝，用表情和坚决的语气告诉她不要再那样做了。

实例57·15个月	宝宝很任性。

Q 我的女儿 15 个月了。她 11 个月的时候就学会了走路，每天的运动量很大，除了睡一两个小时的午觉，她整天都不闲

着。教她说话的时候，她不会乖乖地跟着我说，反而会一直嘀咕。从 3 个月前开始，我经常带宝宝去一所早教中心，在那里她可以和同龄的宝宝玩大型的游乐设施，也可以和我一起做手工。和其他宝宝相比，我的女儿显得特别散漫。她看到同龄的宝宝很开心，对新的玩具和游乐设施也很感兴趣，但是一到需要坐下来和大家一起做游戏或画画的时候，她就坐不住，想去玩其他的玩具。要是我想把她带回来，她就耍赖着不愿意回到座位。但是，只要老师播放节奏快的音乐让宝宝们集合，她就会高兴地拍着手跑过来，可不一会儿她又会去玩别的游戏。在做游戏的时候，如果总是做不好，她就会大发脾气。宝宝这么任性，我应该怎么办呢？

A 　　15 个月大的宝宝还不能熟练地用手做事情，也不能用语言表达自己的意思，因此探究欲和成就欲强的宝宝看上去会散漫一点儿，也会显得注意力不集中。在这段时期，抚养者会比较辛苦。请您把宝宝带到可以让她尽情探究的环境中，让她想做什么就做什么。希望您能够理解力不从心的宝宝的苦闷心情。如果到了 24 个月，她的语言理解能力不见提高，并且非常散漫，就要带她去接受发育检查。

实例58·16个月	宝宝还不会走路。

Q　我的宝宝已经 16 个月零 10 天了。自从去年 1 月开始，他就能扶着东西站立并行走了，但是直到现在他还不能自己站立。几天前我收到了关于发育检查的宣传单，然后根据宣传单为宝宝做了幼儿发育检查，结果显示他的语言能力有些落后。走路晚和大脑发育是不是有关系？我真的很担心。

A　如果宝宝 16 个月了还不能自己走路，的确应该接受发育检查，看宝宝是整体发育迟缓还是只有大运动发育迟缓，之后再决定是否需要接受康复科物理治疗师的诊疗。运动发育迟缓的宝宝大多有说话晚的倾向，但是说话晚并不代表宝宝的认知能力落后。所以我们需要分别检查并分析宝宝各个领域的发育状况。

实例59·16个月	宝宝经常撕书。

Q　我的女儿刚满 16 个月。从她七八个月开始，我就让她看图画书，并将故事内容讲给她听。最近宝宝经常看书，也要求我给她读，看起来她是挺喜欢书的。但是她经常撕书，为此也被我训斥过。我不知道应该用什么方法教导她。

$\mathcal{A}$ 如果宝宝撕书，您与其训斥她，不如不要她看书。书是用来看、用来读的，不是用来玩或撕的。请您给宝宝能拿在手里玩的玩具。

实例60·16个月 使用奶瓶和语言发育有关吗？

$\mathcal{Q}$ 我的宝宝16个月了，是个男孩。因为他不肯使用水杯或吸管喝牛奶，所以一直在使用奶瓶。儿子是一个喜欢吃饭的宝宝，但为了提供充足的营养，我才把牛奶灌到奶瓶里给他喝。但是我听说总是使用奶瓶的宝宝说话会比较晚，这种话有根据吗？

$\mathcal{A}$ 如果长期使用奶瓶给宝宝喂奶或喂辅食的话，可能导致宝宝口周肌肉发育迟缓和发音迟缓，所以请父母尽量在宝宝14～16个月的时候帮助宝宝戒掉奶瓶。

实例61·17个月 宝宝反复说"不要"。

$\mathcal{Q}$ 我的宝宝17个月了，是个女孩。最近，她经常摇着头反复说"不要，不要"。一开始看到宝宝能表达自己的想法，我还觉得很神奇，但是后来这种情况越来越严重。只要有什么东西不合她的心意，她就扔掉，还会说脏话，有时甚至会打自己的脑袋或者躺下来用头撞地板。也许这种情况只是短期现象吧。虽然这样安慰自己，但我还是很担心。还有，在抚养宝宝的过程中，我一直都是听这个人说一句、听那个人说一句，对早期教育没有一个完整的概念。宝宝一出生，妈妈们就像比赛一样，买书、装饰婴儿房，稍微落后一点儿就会感到不安。我也是这样，在宝宝才1个月的时候，就花很多钱买了童话书和玩具。可能是我的焦虑不安让宝宝感到压抑了吧。现在只要我读书给她听，她就会大叫着把书按住，而这又会让我觉得宝宝太不积极了。

A 17个月的宝宝还不能用语言充分表达自己的想法，所以容易变得过激。希望您能仔细观察宝宝喜欢做什么，不喜欢做什么。没有将宝宝的发育状况考虑在内的早期教育只会为宝宝带来巨大的压力，最终导致宝宝抗拒抚养者。请您把书都收起来，用玩具陪着宝宝玩耍，或者带着她去户外玩耍。在任何情况下，我们都不能强行要求宝宝看书。

| 实例62·17个月 | 宝宝只喜欢听以前读过的书。 |

Q 我的儿子17个月零15天了。他很喜欢听我读书，但是

基本上只喜欢听我以前读过的书，对新书不怎么感兴趣。如果我非要读新书给他听，听过两三遍之后他就会经常要求读那本书。我应该怎么做呢？

A　　每个宝宝都有自己喜欢的书。在反复听的过程中，宝宝可以记住内容。就算您反复读同一本书会觉得无聊，也要尽量满足宝宝的愿望。

实例63·17个月	宝宝总是撞到头。

Q　　我的宝宝 17 个月了，是一个男孩。他平时乱跑或者到处爬的时候，经常撞到头。在我看来，有时候他撞得非常重，但是他哭一会儿就不哭了，偶尔才哭得特别厉害。他每天至少会撞两三次，更小的时候也撞过很多次，有一次还从床上掉下来。也许我的想法有点儿傻，但我还是想知道，经常撞到头，宝宝会不会变笨。

A　　大多数宝宝在掌握身体平衡之前，会在走路、跳跃的过程中摔倒很多次。摔倒可能伤到宝宝头部的皮肤，但是一般的磕碰不会对大脑造成损伤。如果大脑受到损伤，宝宝会表现出失去意识、不吃饭等症状。

| 实例64·18个月 | 宝宝喜欢爬到高处。 |

Q 我的宝宝18个月了，是一个女孩。最近一到户外，她就不愿意牵着我的手，喜欢自己到处跑。要是我抓住她的手或手腕，她就会用力把手缩回去。这是为什么呢？还有，一到游戏场地，她就会毫不畏惧地一个人爬到高处。最近她正热衷于爬台阶，只是目前还做得不太好，上台阶的时候需要扶着墙壁或扶手，下台阶的时候基本上要爬着下来。我担心她在爬台阶或往高处爬的时候受伤，可我再怎么制止她也无济于事。如果我试着将她从高处带下来，她就会躺在地上又哭又闹。我该怎么办呢？

A 您的宝宝的整体发育状况如何？其实，宝宝在高处没有恐惧感并喜欢往上爬是一种发育问题。请您仔细观察宝宝的整体发育状况。如果她的语言理解能力有点儿落后，就请带她去接受发育检查。

| 实例65·18个月 | 哪一些方法可以适当地刺激宝宝？ |

Q 我的宝宝18个月了，是一个男孩。几天前，一位儿童教材的销售员告诉我，24个月之前的宝宝缺乏社交能力，和妈

妈的互动——在家里和妈妈一起看书或玩游戏——比较重要，而带宝宝去邻居家、游戏场地或百货商场并不是宝宝能够接受的刺激，不但不能提高宝宝的社交能力，还会使宝宝感到压抑，而且宝宝会因为缺乏情绪上的安定感、无法养成集中注意力的习惯而变得散漫。人们常说，为了给予宝宝刺激并提高他的社交能力，应该经常带着宝宝外出。我想知道到底哪些方法可以适当地刺激宝宝。

A 8个月大之后，宝宝的感知能力和语言能力会迅速发展，所以应该让宝宝接触各种各样的环境，最好就是有人来家里做客，或者带着宝宝去别人家做客。从8个月开始，宝宝会对妈妈以外的人更感兴趣，而且对不一样的环境感到更加好奇，就会觉得待在家里很无聊。让您陪宝宝看书是销售人员的一种手段，而书籍只是多种刺激中的一种而已。妈妈要能分辨为谋取利益而传播错误信息的行为，并作出正确的判断。

实例66·18个月 | 宝宝不愿意说话。

Q 我的女儿18个月了，不怎么愿意说话，现在会说的只有"妈妈"、"抱抱"、"起来"、"吧"、"准备"、"开始"等几个词。但是她听得懂别人说的话，大人吩咐的事情她也能做得很好。如果她要什么东西，就会拉着我指给我看。我读书给她听的时候，她不会认真地听。我还有一个5岁的大女儿，常常把小女儿的玩具和书全都抢走。是不是因为姐姐的缘故，宝宝感觉压抑了呢？还是宝宝自身有什么问题？

A　如果宝宝能理解身体部位的名称以及人称所有格，只是单纯的语言表达能力落后，父母可以观察一段时间，直到宝宝36个月的时候再说。您千万不要强行要求她开口说话，而要试着理解她的肢体语言。18个月的宝宝能说"妈妈"、"抱抱"这些词语，语言表达能力已经很强了。

实例67·19个月　宝宝总是摸自己的阴茎。

Q　我的宝宝19个月了，是一个男孩，还不能自己大小便。因为天气炎热，我怕他长痱子，在家时就会解开他的尿布。但是一解开尿布，他就会不停地摸自己的阴茎。我训斥过他，也尝试过转移他的注意力，但是过一会儿他又会去摸阴茎。在我看来，宝宝虽然年纪小，但也是因为能感觉到什么才会这样做。我很担心他长大了也会这样，也担心会引起细菌感染。我该怎么做才能制止宝宝的这种行为呢？

A　请您不要训斥宝宝，而要试着创造有趣的环境转移他的注意力。这是普遍存在的现象，您不用太担心。千万不要训斥他或动手打他。

> **实例68·19个月**　宝宝睡觉的时候喜欢喂棉被。

Q　我是一个新手妈妈，女儿已经19个月了。她好像对棉被特别执着，所以我想向您咨询一下。因为我奶水少，女儿喝了一阵子母乳后就改喝牛奶了，为此她吃了不少苦。她1岁以后，我就没有让她喝牛奶，改成吃饭了。但是不知从什么时候开始，女儿一犯困就会把棉被塞进嘴里使劲地喂。我担心棉被不干净，就给她安抚奶嘴，但是没过多久她又会喂棉被。有一次我们在别人家过夜，没带上她的棉被，她就睡不着，不停地哭闹。我们不知道怎么办才好，最后只好带着她回家睡觉。有时候她玩得好好的，也不知道是想起了棉被还是有别的什么原因，她就跑到房间里把棉被找出来，抱着棉被特别高兴。有时候她还会把棉被塞给我，让我也喂。我不知道她是不是因为没有吃够母乳才会有这种行为。作为妈妈，我感到特别愧疚，也很担心女儿是因为情绪无法得到安抚才会这样做。希望您能多给我一些好建议。

A 有的宝宝会对某种东西产生依恋感。如果您的女儿必须喔棉被才能睡着的话，就让她那么做吧。强行把棉被从她那里夺过来，只会让她更加执着。如果您之前没能好好陪着女儿玩耍，那么今后就花更多时间陪她玩耍吧。

| 实例69·19个月 | 宝宝的头很大。 |

Q 我的女儿刚满19个月，还不能自己站立和行走，但是可以扶着我的手或家具站立和行走。我带她去大学附属医院的儿科做了成长发育检查。因为宝宝的头大，还做了脑部断层摄影，结果显示宝宝的运动发育为10个月的水平，其他发育都正常。医生说只要宝宝在家里认真锻炼就会好转，那么只进行行走训练就可以了吗？还需要做别的检查吗？我真的很担心！

A 宝宝头部过大可能导致运动发育迟缓。在这种情况下，宝宝就算接受物理治疗也无济于事，而且，多数宝宝的感知发育和语言发育也会迟缓。所以，在您的女儿24个月的时候，有必要让她再次接受发育检查，以了解她的感知发育和语言发育状况。

实例70·20个月　有了老二，老大就更缠着我不放了。

Q　我是恩雅（20个月）和圣雅（1个月）的妈妈。在我产下圣雅，坐月子的那个月，恩雅在婆婆家住，我听说她在那里玩得很开心。回家以后，刚开始的时候恩雅好像不认得我了，之后就一直黏着我，不愿意离开我半步。只要看到我给圣雅喂奶，她就乱发脾气并缠着我不放。圣雅哭，恩雅也会跟着一起哭，让我没法照顾圣雅。但有时候恩雅也会摸摸妹妹的小脸蛋。教授，我应该怎么办呢？

A　如果有了弟弟妹妹的话，宝宝的行为就会变得和弟弟妹妹一样幼稚，因为他觉得只有这样才能得到妈妈的爱。这是正常的发育现象。请您接受老大的这种行为，并更加疼爱她，不要让她觉得妹妹抢走了妈妈的爱。家庭中的老大一般都对弟弟妹妹有着矛盾的情感，所以当她有疼爱妹妹的表现时，您要多赞扬她。

| 实例71 ·20个月 | 宝宝说话和控制排便的能力落后。 |

Q 女儿现在 20 个月了，不会说两个词以上的句子，会说的词也很少，想大小便时不会说"大便"和"尿尿"。可能她就是说话晚一点儿吧？大伯家的宝宝说话和控制排便的能力同样比较落后。我想总有一天宝宝能学会。但是，这样放任不管没有关系吗？

A 就算是智力正常的宝宝，控制排便的能力也有很大差异，所以事实上没有落后不落后这种说法。您的宝宝比隔壁家的宝宝或大伯家的宝宝表现差一点儿也是有可能的。请您试着劝说她去洗手间排便，并在一旁抱一抱她，唱歌给她听。宝宝现在才 20 个月大，可以再给她一点儿时间。而且，只要理解能力没有问题，就算宝宝说话晚，语言表达能力差一点儿，您也不用太担心。

| 实例72 ·21个月 | 宝宝不和同龄的宝宝玩。 |

Q 我是一个 21 个月的小女孩的爸爸。听她妈妈说，为了让宝宝和同龄的小朋友多接触，她经常带着宝宝去教会或日托中心，但是宝宝不喜欢和同龄的宝宝一起玩，总是独自在一旁玩。

我觉得这样不太好，所以向您请教一下。我们应该怎么做呢？

A 以这个年龄阶段来说，宝宝可能喜欢和其他宝宝聚在一起，也可能喜欢自己一个人玩。但是，和同龄的小朋友相处的经验是非常重要的，所以请您经常带她去小朋友多的地方。如果她听不懂别人说的话或者运动发育迟缓，那就要带她去接受发育检查。

实例73·21个月 宝宝想要自己一个人待着。

Q 我的宝宝刚满 21 个月，是一个男孩。从不久前开始，他偶尔（每天两三次）会关上房间的门，自己一个人在里面玩。有时，我想看看他睡醒了没有，推开门，就发现他正躺在床上一个人玩，而且看到我很慌张。有时我只是想看一看他自己玩得好不好，但是他看到我就会吓一跳。经常受惊吓对宝宝应该不太好吧？我应该等他自己出来吗？还有，只要看到毛绒玩具，他就像得到了宝贝一样一直抱着，非常高兴。我想知道，他是因为正处于自我意识增强的阶段才会这样，还是有别的问题。

$\mathscr{A}$　对 21 个月的宝宝来说，这不是正常的现象。希望您能观察宝宝，分析他为什么会自己玩、又在玩些什么，也可以通过设置监控录像来观察他。如果宝宝表现出整体发育迟缓，请带他去接受发育检查。

实例 74 · 22 个月　宝宝总是被同龄的宝宝抢走东西。

$\mathscr{Q}$　我的儿子 22 个月了，因为性格温顺，所以被人打了也不还手，也经常被人抢走东西。大多数情况下，就算被抢走了东西，他也不会生气或感到郁闷。儿子身边那些同龄的宝宝，有很多都喜欢攻击别人，所以儿子经常吃亏。教授，宝宝的性格太过温顺也是问题吗？是不是宝宝再大一点儿就会不舍得自己的东西被人抢走呢？我应该怎么做呢？

$\mathscr{A}$　有的宝宝宁愿被抢也不喜欢抢别人的东西，玩滑梯的时候也会先让别的宝宝玩，然后才自己玩。我很喜欢这样的宝宝。您的宝宝才 22 个月大，如果被抢了东西之后情绪低落，您可以帮助他把东西拿回来。

| 实例75·22个月 | 宝宝经常看书，但语言能力落后。 |

Q 我的儿子22个月了。10个月的时候他就很喜欢看书，总是要我读给他听。现在他对别的游戏都不感兴趣，到哪儿都带着书，并要求我读。从不久前开始，他就一直缠着我，指着书上的各种颜色，让我告诉他。但是他的语言能力有点儿落后，像"尿尿"、"小鸡"、"橘子"、"空调"、"大象"这些词他就说得不好。据我所知，经常看书有助于宝宝的语言发育，我的宝宝为什么会这样呢？他是不是有什么发育问题？他看书和看录像时一向会从头看到尾，会跟着我一起看英文书，还喜欢听音乐，就是对需要动手的事情没有什么兴趣。据我所知，要多动手，大脑才会发育得好。但是我又不能逼着他动手，所以希望您能提一些好建议。

A 并不是经常读书给宝宝听，宝宝的语言发育就会好。宝宝要求妈妈读书给自己听，往往只是为了让妈妈陪在自己身边，而不是对书感兴趣。希望您能和宝宝玩各种玩具，也经常带他去游戏场地。如果宝宝因为书籍而对别的玩具不感兴趣，那您可以暂时把书收起来。为了将宝宝培养成全方位的人才，各种各样的游戏体验对宝宝都是有必要的。书籍只是多种游戏体验中的一种。

实例76·23个月	宝宝什么事情都要自己做。

Q 我的儿子23个月了，最近什么事情都要自己做。宝宝确实会做的事情我会让他做，但是有时候我真的很为难。那些以后都要逐渐学会的事情，我也不能拦着不让他做。可让他做吧，他又不知道该怎么做。我应该怎么办呢？以前宝宝的性格比较温顺，但是随着在户外玩的时间逐渐增多，也许是因为被小朋友打过或者看过小朋友们打架，现在他一有不顺心的事情就会抬手想打我，有时还会打自己的腿。他还特别喜欢模仿。我应该如何教导他呢？

A 从发育阶段上看，您的宝宝正处于自我意识增强的时期，其行为是正常的。如果时间允许，请您给宝宝自己尝试的机会。成就欲和自律性较强的宝宝很不喜欢别人替自己做事情，自己想做而能力不足时他就会感到烦闷。欲望和行为能力相差太多时，宝宝的自尊心会受到伤害。希望父母能理解宝宝的这种心情。喜欢模仿是一件好事，但是您要用坚决的态度清楚地告诉他哪些事情可以做，哪些事情不可以做。您还要向宝宝说明哪些行为是您不喜欢的。

| 实例77 · 23个月 | 宝宝很容易受到惊吓。 |

Q 我的儿子 23 个月了，特别容易受到惊吓，这令我很担心。在家时，他会被爸爸叫"老婆"的声音吓到，需要我们抱起来安抚。如果这时没有人在身边，他会害怕得想哭，直到被抱起来才感到安心。在户外时，只要听到汽车经过的声音，他就会跑过来要我抱。这种症状从新生儿时期就出现了。我们家住在 3 楼，每当我抱着他下楼的时候，无论我多么小心翼翼，每迈出一步他都会低声呻吟，恐惧不安。听到踩刹车的声音，他也会吓得将整个身体蜷缩起来。他睡觉和吃饭都挺好的，这种情况过一段时间会好转吗？另外，他的脸色总是很苍白，这样有关系吗？因为在临产前宝宝的心脏搏动不太好，所以实施了诱导分娩，这和他现在的情况应该没关系吧？期待您的答复。

A 我们还无法对宝宝的某些特定行为作出科学的解释。在大人看来极其平常的事情就可能吓到宝宝，我们只能承认并接受这个事实。当宝宝受到惊吓的时候，您只要将他抱起来，告诉他不要害怕就可以了。一般在 5 岁之后，宝宝受惊吓的症状就会减轻很多。

宝宝经常摔倒。

Q　　我的儿子23个月了。他13个月的时候迈出了第一步，可现在他还是经常摔倒。儿科医生说如果宝宝走路蹦蹦跳跳地就没有关系，但是他摔跤摔得太频繁了，让我有点儿担心。为了锻炼宝宝，去游戏场地的时候我也会让他自己走，但他还是经常摔倒。这是为什么呢？

A　　可能是因为宝宝走路的时候，身体重心太向前了。现在医院已经设有专项的检查，能详细分析宝宝走路时的步态。请让宝宝穿像运动鞋那样结实的鞋子。如果宝宝说话不清楚，又掌握不了身体平衡的话，他就可能爱耍赖。您可以观察一下，宝宝是否能用一只脚站立或用力踢球。如果宝宝继续摔倒的话，那就需要带他去医院的康复科接受运动功能评估或步态评估。

宝宝只喜欢红色。

Q　　我的女儿刚满两岁，喜欢画画，但她总喜欢用红色或橘红色的蜡笔。我听说喜欢黑色说明宝宝情绪不安或性格忧郁，那么喜欢红色的宝宝是不是也有情绪方面的问题呢？

$\mathscr{A}$　宝宝也有自己偏爱的颜色，不能只凭颜色的选择来评估宝宝的发育状况。如果宝宝各方面的发育均正常，偏爱一种颜色没有任何问题。请您在适当的时候劝说宝宝试试别的颜色。如果之前发生过可能使她感到不安的事情，请您多陪她玩耍。

| 实例80·24个月 | 宝宝一有不顺心的事情就打妈妈。 |

$\mathscr{Q}$　我的宝宝24个月大了，只要和小朋友们玩得不开心，他就会来打我。我也教育过他，如果再被小朋友打了或被抢了玩具，就对朋友说"不要打我"或"和我一起玩吧"。他有时也会按照我说的做，但是大多数情况下他还是会回来打我。这是为什么呢？还有，玩玩具的时候他喜欢把玩具全部摊在地上，我猜想他应该玩够了，想要收起来，他就会耍赖不让我收。这和宝宝的气质有关吗？

$\mathscr{A}$　如果宝宝不能适当地调节自己的情绪，父母就会比较辛苦。抚养24个月的宝宝对父母来说是很辛苦的。如果宝宝属于不关心他人的气质类型，无论您怎么训斥他也无济于事。但是，当宝宝打您的时候，您一定要抓住他的手制止他，让他感受到您坚决的态度。

实例81 ·25个月 宝宝的发音不准确。

Q 我的儿子25个月了，不喜欢吃东西，目前体重不到11千克。他16个月大之后才开始走路。这次我想咨询一下宝宝的发音问题。宝宝会说"我想吃饭"、"我想喝奶"、"宝宝要喝奶"等，但是有几个音发得不准确。我该怎么办呢？

A 宝宝的发音不准确，可以观察一段时间，直到他36个月大再说。宝宝自己会努力地矫正发音。如果36个月的宝宝的语言发育还是严重迟缓的话，可以让他接受矫正发音的语言治疗。

实例82 ·26个月 宝宝也会忘词吗？

Q 我的宝宝26个月了。满9个月的时候他能毫不含糊地说出"妈妈"、"爸爸"和"水"等词语，但是之后他就不说话了，就算我有意识地引导他说话并且经常对着他说话，也无济于事。然后，在15个月的时候他又很自然地开口叫"妈妈"。现在，他虽然发音不太清楚，但是能说两三个词语组成的句子。为什么宝宝开始说话了，却有一阵子不说了呢？宝宝也会忘词吗？

A　在宝宝学说话的过程中，一段时间的"沉默"属于语言发育中的正常现象。并不是大人经常对着宝宝说话，宝宝就会早说话或多说话。而且，宝宝五六个月大之前喜欢咿咿啊啊或12个月大之前能说出词语，并不代表宝宝就会早说话或多说话。26个月的宝宝能说出用两三个词语组成的句子，其语言发育就是正常的。

实例83·27个月　宝宝高烧惊厥。

Q　我的儿子快满 27 个月了。他去年因为高烧引起了惊厥，让我害怕得不得了。当时他住院一周，做了包括脑电波在内的所有检查，结果诊断为高烧惊厥。今年年初和今天，宝宝又先后两次出现高烧惊厥，这让我既害怕又担心。我想知道这对宝宝的大脑会产生什么样的影响。医生只告诉我们是高烧惊厥，让我们以后注意一点儿，以免再发生这种情况。我希望得到您的帮助。

A　会对大脑发育造成致命伤害的是不伴有发烧症状的惊厥。发烧是人体发出的警告信号，虽然不是什么好现象，但是没有单纯的惊厥那么危险。宝宝的大脑发育状况要通过发育检

查才能了解，不能以惊厥与否来判断。您可以带宝宝去医院做发育检查。

| 实例84·27个月 | 一说"不可以"，宝宝就用头撞地板。 |

Q 我的儿子满 27 个月了，踢球特别棒，也很喜欢猜谜语、搭积木、玩电脑。但是他有一个恶劣的习惯，就是只要听到"不可以"或受了训斥，他就会向后倒，用头撞地板。这个习惯是他从 1 岁时开始养成的，总是改不掉。有时候他还会用尿裤子这种行为来反抗我们。如果还是达不到目的，他就会用手指抠喉咙，直到自己呕吐为止。之前我训斥过他，有一段时间他改掉了向后倒的毛病，但是没过多久他又坐着向前倒，使劲儿用头撞地板。现在他又开始向后倒，也不管自己身后有没有危险。我很担心这样下去他迟早会受重伤。可是无论我多么严厉，他也毫无惧意，所以我只好拿起鞭子威胁他。可每次一要打他，他就会抱着我亲吻，想以此免受惩罚，累得我每天都像打仗一样。我该怎么办呢？

A 我能想象得出您的宝宝的一举一动，请您不要太担心。根据统计报告，再厉害的"耍赖"也会在宝宝能用语言表达之后逐渐消失。重要的是，如果您无法驾驭宝宝，那就在他耍赖的时候从容地无视他，最好是去其他房间或去其他地方。您不要对宝宝发火，也不要哄劝他，只要继续做自己的事情，不作反应就好。如果宝宝试图亲吻您，就请您抓住他的双臂，用表情表明坚决的态度，让他知道妈妈在体力上比他强。您可以约束他的身体，但是千万不要动手打他。

实例85·28个月 女儿总是被同龄的男孩打哭。

Q 我的女儿28个月了。大约从1年前开始，宝宝总是和一个同龄的男孩打架，动不动就打啊、抢啊。但是，如果那个男孩打重了，女儿就会哭，而那个男孩只要一看到女儿哭，就又会过来打她，所以女儿特别不喜欢去他家做客。男孩的父母是我的朋友，两家住得很近，所以我们也不能不去他家。而我又不能替女儿教训那个男孩，这让我很难受。这种情况会对女儿的性格产生影响吗？我担心她也会像这样打人。

A 如果可以的话，就不要让两个宝宝经常见面。虽然这对宝宝的性格不会产生太大影响，但是您的女儿还不能适当地保护自己，所以需要父母的保护。

宝宝说话结巴。

Q 我的宝宝 29 个月了，是女孩。她说话的时候会重复第一个字好几遍，比如，说"妈妈"时她会说成"妈妈妈妈妈"。这种情况过一段时间会好转吗？

A 请您不要感到不安，而要帮助宝宝以平和的心态开口说话。如果情况没有改善，您需要仔细分析宝宝的发育状况和养育环境，再决定是要通过语言治疗还是游戏治疗来帮助她。是否进行语言治疗，可以等宝宝 36 个月大的时候再说。

实例87·29个月 擅长玩拼图和智商有关系吗？

Q 宝宝有一个朋友（29 个月）非常擅长玩拼图游戏。看到那个宝宝在 2 分钟之内拼完 20 块拼图，我着实吓了一跳。但是，这个宝宝的语言发育好像有点儿慢，目前还不会说完整的句子。教授，有人说擅长玩拼图的宝宝智商高，两者之间真的有关系吗？我还想知道，语言理解能力强是不是智商高的表现。另外，运动发育超前的宝宝，比如很早学会骑车、身体动作比别的宝宝熟练或者能轻松地操作某些器械等，智商会比较高吗？

$\mathcal{A}$ 　擅长玩拼图的宝宝只是擅长玩拼图，不能说明他的其他思维领域的发育也很好。各种各样的能力只是个别的能力，不能因为宝宝具有某一种能力就说宝宝聪明。当然，偶尔也有在所有方面都表现得很优秀的宝宝。但是，就算头脑聪明，如果孩子没有关怀他人的成熟的灵魂，不一定能获得幸福。养育宝宝，重点在于了解宝宝各个领域的发育特点，帮助宝宝培养可以和他人和睦相处的品格。请您不要只关注宝宝的智商。

| 实例88·29个月 | 宝宝过分的自我防御。 |

$\mathcal{Q}$ 　我的宝宝是一个 29 个月的女孩，不久之前还因为性格太温顺而总是被别的宝宝抢走玩具或向别的宝宝让步。但是现在只要别的宝宝一经过她的身边，就算什么也没有做，她也会大叫"走开，这是我的"。也许因为之前总是受欺负，她才会变成这样，现在甚至对我也不友善。在早教中心，女儿基本上不参加亲子互动游戏，做传球游戏时也不把球传给我。我一方面觉得好笑，另一方面又担心她缺乏社交能力。我要怎么做才能帮助她呢？这个月龄段的宝宝都是这样的吗？

$\mathcal{A}$ 　您的宝宝是不是心理受到伤害了？她的整体发育有什么

特点？这些都需要您好好观察一下。过度的自我防御是一种心理问题，但是在幼儿时期，与生俱来的发育特点也会使宝宝产生沮丧感和愤怒感。请您带宝宝去接受发育检查吧。

实例89·30个月 宝宝晚上尿床。

Q 我的宝宝是个 30 个月的男孩。他 19 个月的时候就会自己大小便，但是最近经常在夜里尿床。最近并没有发生会对宝宝造成重大影响的事情，而且他一向在晚上睡觉前和在早上起床时尿尿，偶尔夜间想尿尿了，他也会叫醒我。宝宝每次尿床后，我都会严厉地责备他并和他讲道理，他就会说"以后不会尿床了"。如果还是没有效果，有时我还会拿起鞭子教训他。面对这种情况，我应该怎么做呢？夜里把宝宝叫醒了去上厕所，这个方法可行吗？

A 我能理解您的心情，但是请您不要为此训斥宝宝。您可以在睡觉之前告诉宝宝，为了不尿床，先去洗手间解小便，然后再睡。如果这样还是没有效果，那您就紧紧地抱住宝宝安慰他说："今天晚上稍微注意一点儿吧。"一般来说，尿床的情况会持续到宝宝满 6 岁时。父母千万不能为此体罚宝宝。

実例90 ・30个月 | 宝宝为什么不听话？

Q 我的宝宝满 30 个月了，是男孩。他只要心情不好就不听话，这是因为他有了自己的想法和主张吗？他到底为什么不听我的话呢？我真怕这样下去宝宝会变成不听话的孩子。期待您的答复。

A 首先，我们要分析宝宝不听话的原因，是因为宝宝的气质类型还是因为环境因素。如果宝宝属于不会为他人考虑的气质类型，往往就会因为不听话而被妈妈训斥，而受了训斥的宝宝会感到非常委屈，就会更加不听妈妈的话了。30 个月的宝宝还很难考虑他人的立场。请您仔细回想一下您和宝宝相处时的情况。如果您自己分析起来感到困难，可以借助专家的帮助，分析并找出解决方法。

实例91 ・30个月 | 我的宝宝不喜欢童谣《扑通扑通》。

Q 宝宝满 30 个月了，是个女孩。今天玩水的时候，我像往常一样放童谣给宝宝听，但是《扑通扑通》这首童谣一放出来，她就要求我关掉录音机。她露出要哭的表情，对我说她很难过。

宝宝六七个月的时候，有一次我抱着她外出，唱了一首偶然学会的童谣，当时她就撅着嘴巴哭起来。回到家我又唱了一次，她就泪眼汪汪地从自己的房间爬到我的身边。她的爸爸在场时我又试了一次，她的反应还是一样。后来，只要我播放莫扎特的音乐或《吃辣椒》这种有点儿忧伤的童谣，她就会哭丧着脸要我抱。但如果播放节奏快的音乐，她就会高兴地跟着旋律扭动身体。是因为宝宝太敏感了吗？我很想让宝宝接触各种各样的音乐。我应该理解她并播放她喜欢的音乐吗？期待您的指教。

𝒜 内心敏感的宝宝在听忧伤的音乐或看悲情的电视剧时，偶尔会哭出来。您的宝宝对某一种特定的音乐敏感并感到难受，所以您没有必要让她听那些会让她的情绪变得压抑的音乐。随着宝宝逐渐长大，就算感到忧伤，她也能视情况调节自己的情绪。

实例92·31个月 用双脚跳跃和智商有关系吗？

𝒬 我的宝宝 31 个月了，是个女孩，在快满 30 个月的时候才学会了用双脚跳跃。她的其他动作都达到正常发育的水平，话也说得不错，能够清楚地表达自己的意思。之前，我让她用双脚跳跃，她只会做出跳跃的动作，但不会向前跳。不知道是不是因为我逼得太厉害了，她总是跳不好。后来，女儿去了托儿所，过了一段时间之后，有一天我发现她已经会双脚跳跃了。用双脚跳跃和智商有关系吗？别的宝宝在 24 个月左右就会了，而女儿这么晚才学会，我真有点儿担心。不过，女儿虽然晚一点儿才学会，但总比学不会要好。

A 宝宝 30 个月时才会用双脚跳跃，是有一点儿晚。如果宝宝学会用双脚跳跃的时间较晚，有可能导致律动感或平衡感以及手部操作能力的落后。如果宝宝和父母沟通没有障碍，那她只是运动发育迟缓，您不用太担心。请您尽量为宝宝提供能够自由玩耍的环境。

> **实例93·31个月** 我想了解运动发育的有关内容。

Q 对运动发育迟缓的宝宝来说，父母再怎么努力也无济于事吗？我的宝宝 31 个月了，他的其他方面都还好，就是运动发育有点儿迟缓。宝宝 1 岁之后开始走路，28 个月的时候才学会双脚并拢跳跃。仔细观察后，我觉得他是因为不做没有把握的动作才会这样。我在上学的时候就是一个"运动白痴"，所以很担心他也会像我一样。从现在开始，我要让他多运动吗？这

样做会有反效果吗？期待您的指教。

A 运动能力差的人，运动发育的确会迟缓一点儿，而只要经常运动，运动能力就会提高。但是，对婴幼儿时期的宝宝来说，认真运动是不现实的。只有在宝宝上了小学后，按照本人的意愿努力运动才会有效果。请不要对处于婴幼儿时期的宝宝施加压力，等他上了小学之后，再根据他的兴趣让他多运动。如果他的智商在正常范围内，他的运动能力会随着自己的努力而逐渐提高。在妈妈的强行要求下所做的运动不能帮助宝宝提高运动能力。

实例94·31个月 | 宝宝好像患了抽动症。

Q 我是两个男孩的妈妈，他们分别是 31 个月大和 19 个月大。可能是因为老大和老二只相差 12 个月，老大好像一直很压抑，动不动就对弟弟做出推、咬、踩、压等行为。我哄劝过他、训斥过他，也用鞭子教训过他。当时他会马上向弟弟道歉，对弟弟说"对不起，以后我不会这样做了"，但是过一阵子他会故态复萌。1 个月之前，老大的左眼一直眨个不停。我带他去医院眼科检查，没有查出异常，但我怀疑他患了"抽动

症"。他会一连两三天不停地眨眼睛，接下来的三四天又没事儿，就这样反反复复的。儿科医生曾让我们带他去小儿精神科检查一下，但是老大很敏感也很聪明，我不知道是应该在家里好好教导他，还是真的带他去小儿精神科接受检查。请您多加指教。

A 您的宝宝不停眨眼看来是由心理原因引起的。您不要过分关注宝宝的眼部抽动，而要帮助他消除压抑的情绪。有弟弟这一强大的压力来源，帮助老大不是一件容易的事情。妈妈有必要单独和老大生活一段时间，在这段时间里把注意力全部集中在他的身上。

实例95 ·32个月 | 这种情况是不是整体发育迟缓？

Q 我的宝宝 32 个月了，是一个男孩。他可以用手指指方向或活动手指，但是在表示年龄或用手指抓东西的时候就会显得有点儿不自然。这样需要进行特殊训练吗？还有，宝宝在玩玩具或者学习时非常散漫，比如在搭积木时，他只搭了几块就会把之前搭好的全部推倒，或者把小积木扔向墙壁或别人身上，嘴里还发出"咣咣"的声音，就像在玩玩具汽车一样。这是不是性格方面的问题？最后我还有一个问题，就是宝宝说话比较晚。他能说"妈妈"、"爸爸"和"姨妈"等词语，但是不能整合成句子说出来，只要是1个以上的词就不会说了。上述情况都和哪些方面有关系呢？

A 看来您的宝宝整体发育迟缓，请尽快带他去接受发育检查。

实例96·33个月 宝宝突然开始骂人了。

Q 我的宝宝是一个33个月的女孩。因为要工作，所以我把她送到了日托中心。她很喜欢日托中心的园长、老师和小朋友们，所以一直都很开心。但是最近她突然开始说"真烦"之类无礼的话。周末在家里玩的时候她的注意力还比较集中，可是只要有什么事情做不好，她一生气就会说"真烦"。还有，女儿比较要强，不喜欢输给别人，晚上也会说"不要"、"别推我"之类的梦话。但是目前她还是很喜欢去日托中心和小朋友们一起玩。我要如何帮助她改正缺点呢？

A 日托中心虽然能为宝宝带来欢乐，但也会因为小朋友之间的矛盾，发生许多让人心情不好的事情。成长就是一个克服困难的过程，所以要是宝宝愿意去日托中心，就继续送她去吧。人一旦进入一个集体，就会熟悉这个集体的语言。宝宝 33 个月时开始说不礼貌的话并不代表以后也会一直这样说。如果宝宝说了不礼貌的话，就您请问问她，是不是在日托中心发生了什么不愉快的事情，并用"宝宝肯定很伤心吧？"等话语表示同感。

| 实例 97 · 34个月 | 宝宝睡醒了就要玩。 |

Q 我的宝宝刚满 34 个月，是个男孩。他偶尔会从睡梦中醒来，就算是凌晨的时候也要玩玩具。今天他不仅要求我放动画片给他看，还要玩洋娃娃。这是因为他做了和玩耍有关的梦吗？如果放动画片给他看，他看一会儿就会睡着。我想知道这种情况是否和宝宝的情绪有关。白天他一向都玩得很开心。

A 请您拔掉电视机的电源，告诉宝宝现在打不开电视机。可以给他一个洋娃娃，然后哄他睡觉。这种情况是宝宝在幼儿时期普遍存在的现象，请您别太担心。

| 实例 98 · 34个月 | 自从有了弟弟，宝宝的变化特别大。 |

Q 我的侄子是一个 34 个月大的男孩。自从有了弟弟以后，他就变了很多，现在几乎不怎么吃东西。以前他一直是被奶奶

照看着的。最近，他的妈妈因为产后调养在家里休息，他就不愿意离开妈妈了；不要说回到奶奶身边，他连看都不看奶奶一眼。之前，和奶奶去户外玩耍是侄子每天必做的事情，但是现在就算要他和妈妈一起去超市，他也不愿意去（甚至连家门也不愿意出）。有一次我还发现他在向洗衣机里倒洗衣液，并且要求家里的门都敞开着。比起妈妈（妈妈是上班族），他以前更喜欢跟着奶奶，但是现在他连奶奶家的门也不进。他的弟弟出生已经有 20 天了，他的妈妈非常担心他会有心理问题。我们这里有两个宝宝，小时候很正常，可六七岁的时候发现患有小儿自闭症。教授，据我所知，小儿自闭症是先天性疾病，像我侄儿这个年龄的宝宝也会得吗？还是小孩有了弟弟、妹妹之后就会出现类似的行为？如果是的话，什么时候会好转呢？

𝐴 您家侄儿有了弟弟之后的反应有点儿不对劲，最好让他和妈妈住在一起。由弟弟的出生引起的包括妈妈在内的家人的变化可能对他的心理造成了伤害。请将接下来的两个月当做游戏治疗期。在此期间，希望妈妈能够积极地陪宝宝玩耍。如您所说，小儿自闭症是先天性发育障碍，原来一直表现正常的宝宝不会因为弟弟的出生而患上自闭症。

实例99·35个月	宝宝不愿意去托儿所。

Q 我的儿子 35 个月大了，性格开朗、爱撒娇，所以大家都特别喜欢他。我看他最近在家里挺无聊的，我也很想念朋友，就把他送进了托儿所。但是，那所托儿所的员工还没有让宝宝适应一下，就把他带上了校车，而且一直到下午 2 点才把宝宝送回来。我觉得，应该由我带着宝宝去托儿所，看看他适应得如何再接回来。是我做错了吗？接下来的两天，校车来接宝宝时，他没有哭，糊里糊涂地就被带去了托儿所。两天后，他对我说："妈妈，我想和妈妈在一起。我怕哥哥、姐姐。"我一追问才知道，原来宝宝在托儿所哭过，脸上还有指甲印呢。刚才哄宝宝睡觉的时候，他还泪眼汪汪地对我说："妈妈，我想和妈妈在一起。"让我特别心疼。托儿所应该这样对待宝宝吗？请您多加指教。

A 每个宝宝的发育特点和行为特点各有不同，因此每个宝宝适应托儿所的过程都会有差异。妈妈需要陪着宝宝重新入园，并在园里逗留一段时间，帮助他逐渐适应新环境。这家托儿所对待孩子的态度也是有问题的。请您重新检验一下这所托儿所是否值得信赖，再决定是否继续将宝宝送去那里。

Q　我的宝宝 36 个月了，是一个男孩。他的身体发育没有问题，就是说话晚，令我十分担心。两岁以后，他开始说完整的词，随后语言能力逐渐提高。现在宝宝 3 岁，可以说出"我要……"、"做好了"、"完成！"、"哇，好开心！"等简单的句子。可是在说较长的句子，比如"妈妈，恐龙在哪里？"时，他就会说得比较含糊。以前我要是教他说话，他会紧闭嘴唇，特别不情愿；而现在他会积极地跟着我说，但是依旧只能说清楚几个词，遇到较长的句子就会支吾过去，或者只跟着我说最后几个词。他说敬语的时候尤其吃力。他还经常说一些我不太听得懂的话，不过非常喜欢玩拼图、玩乐高积木、看书、画画以及看录像。我也想过会不会是因为他看录像看得太多了。但是小家伙一向喜欢活动，精力特别旺盛，所以在我吃饭或者特别疲劳的时候就只能让他看录像。不过现在他已经有所节制了。宝宝在 27 个月的时候去了日托中心，适应得还不错，不久前老师说他的语言能力提高了不少，已经能清楚地表达自己的意思了。教授，如果宝宝说话晚，就算他能慢慢进步，也要当做发育迟缓儿童来养育吗？还是说话晚的宝宝就必须接受语言治疗？怎么做才能帮助宝宝呢？

$\mathbb{A}$　　把宝宝送到托儿所，让他与同龄的孩子相处，会对他的语言发育有很大帮助。请您把他送到托儿所并继续观察。我认为，目前韩国对婴幼儿实施的语言治疗在很多情况下是不必要的。只要宝宝的语言理解能力正常，能用肢体语言表达自己的意思，并能适应同龄人群体，就没有必要一定在 36 个月的时候接受语言治疗。如果宝宝四五岁的时候能说话，但有几个音发不出来的话，那就需要接受语言治疗。

附 录

成长曲线

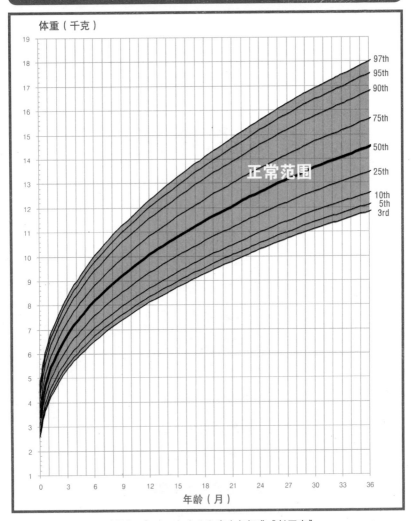

体重（千克）

19
18 — 97th
17 — 95th
16 — 90th
15 — 75th
14
13 — 50th
12
11 — 25th
10
9 — 10th
8 — 5th
7 — 3rd
6
5
4
3
2
1

正常范围

0 3 6 9 12 15 18 21 24 27 30 33 36

年龄（月）

资料来源：韩国小儿科学会，《2007年小儿和青少年标准成长图表》

成长曲线的使用方法：

1. 正常范围是100名宝宝中，从第3名到第97名之间；

2. 宝宝的体重在正常范围曲线内属于正常；

3. 宝宝的体重不在正常范围曲线内，则需要进行专门的治疗。

264

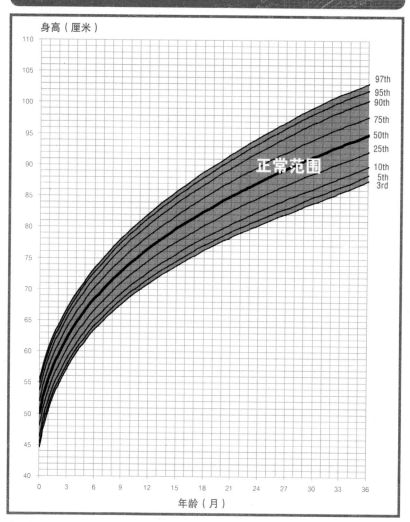

男婴的身高曲线（0～36个月）

身高（厘米）

97th
95th
90th
75th
50th
25th
10th
5th
3rd

正常范围

年龄（月）

资料来源： 韩国小儿科学会，《2007年小儿和青少年标准成长图表》
成长曲线的使用方法：
1. 正常范围是100名宝宝中，从第3到第97名之间；
2. 宝宝的身高在正常范围曲线内属于正常；
3. 宝宝的身高不在正常范围曲线内，则需要进行专门的治疗。

男婴的身高体重曲线（45～102厘米)

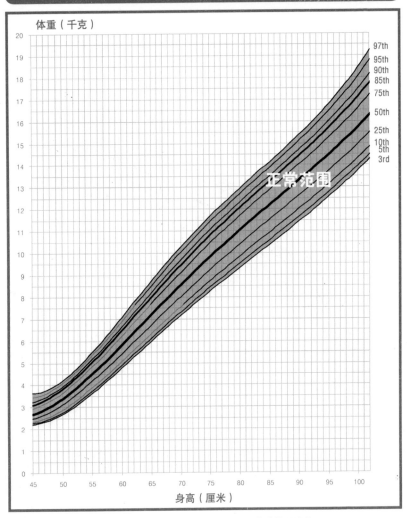

体重（千克）

正常范围

身高（厘米）

97th
95th
90th
85th
75th
50th
25th
10th
5th
3rd

资料来源：韩国小儿科学会，《2007年小儿和青少年标准成长图表》

成长曲线的使用方法：

1. 正常范围是100名宝宝中，从第3名到第97名之间；
2. 宝宝的体重在正常范围曲线内属于正常；
3. 宝宝的体重不在正常范围曲线内，则需要进行专门的治疗。

男婴的头围曲线（0~36个月）

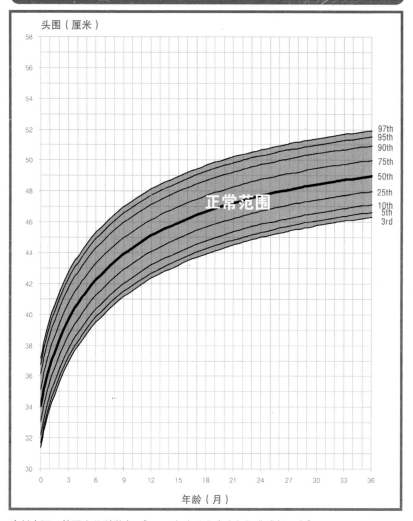

头围（厘米）

正常范围

97th
95th
90th
75th
50th
25th
10th
5th
3rd

年龄（月）

资料来源：韩国小儿科学会，《2007年小儿和青少年标准成长图表》

成长曲线的使用方法：

1. 正常范围是100名宝宝中，从第3名到第97名之间；
2. 宝宝的头围在正常范围曲线内属于正常；
3. 宝宝的头围不在正常范围曲线内，则需要进行专门的治疗。

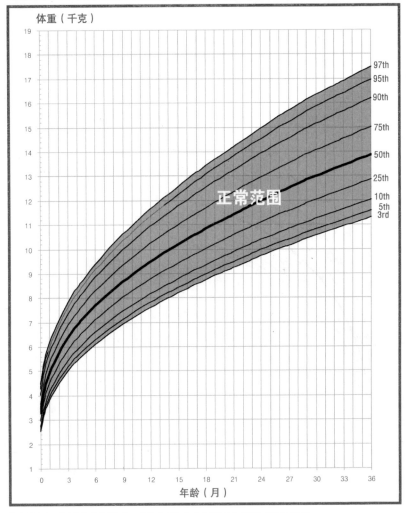

体重（千克）

正常范围

年龄（月）

资料来源：韩国小儿科学会，《2007年小儿和青少年标准成长图表》
成长曲线的使用方法：
1. 正常范围是100名宝宝中，从第3名到第97名之间；
2. 宝宝的体重在正常范围曲线内属于正常；
3. 宝宝的体重不在正常范围曲线内，则需要进行专门的治疗。

女婴的身高曲线（0～36个月）

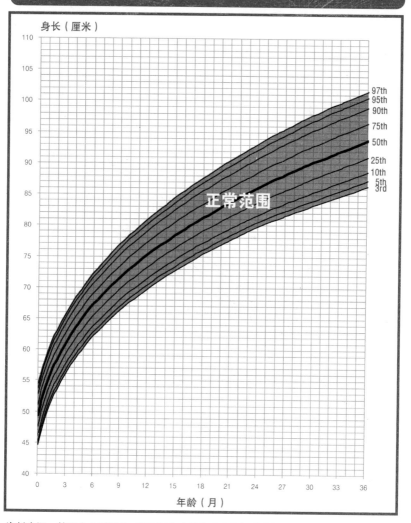

身长（厘米）

正常范围

年龄（月）

资料来源：韩国小儿科学会，《2007 年小儿和青少年标准成长图表》

成长曲线的使用方法：

1. 正常范围是 100 名宝宝中，从第 3 名到第 97 名之间；

2. 宝宝的身高在正常范围曲线内属于正常；

3. 宝宝的身高不在正常范围曲线内，则需要进行专门的治疗。

女婴的身高体重曲线（45～102厘米)

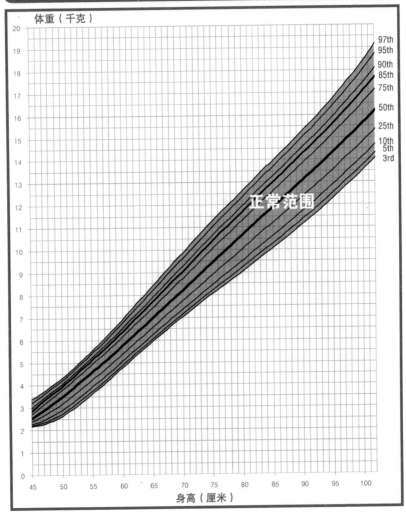

体重（千克）

正常范围

身高（厘米）

资料来源：韩国小儿科学会，《2007年小儿和青少年标准成长图表》

成长曲线的使用方法：

1. 正常范围是100名宝宝中，从第3名到第97名之间；

2. 宝宝的体重在正常范围曲线内属于正常；

3. 宝宝的体重不在正常范围曲线内，则需要进行专门的治疗。

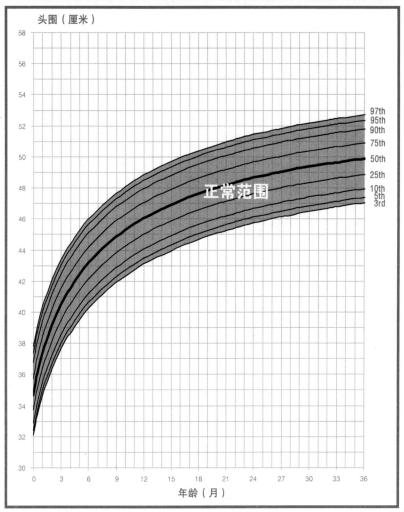

女婴的头围曲线（0~36个月）

头围（厘米）

正常范围

97th
95th
90th
75th
50th
25th
10th
5th
3rd

年龄（月）

资料来源：韩国小儿科学会，《2007年小儿和青少年标准成长图表》

成长曲线的使用方法：

1. 正常范围是100名宝宝中，从第3名到第97名之间；
2. 宝宝的头围在正常范围曲线内属于正常；
3. 宝宝的头围不在正常范围曲线内，则需要进行专门的治疗。

김수연의 아기발달클리닉 by KIM SOO YUN

Copyright © 2009 by KIM SOO YUN

All rights reserved

Originally Korean edition published by ILSHIN PUBLISHING COMPANY

The Simplified Chinese Language edition © 2012 Beijing Science and Technology Publishing Co., Ltd.

The Simplified Chinese translation rights arranged with ILSHIN PUBLISHING COMPANY through EntersKorea Co., Ltd., Seoul, Korea.

著作权合同登记号　图字：01-2011-5134

图书在版编目（CIP）数据

金秀妍宝宝发育检查/（韩）金秀妍著；
崔春燕译. —北京：北京科学技术出版社，2012.7
ISBN 978-7-5304-5910-2
Ⅰ.①金… Ⅱ.①金… ②崔… Ⅲ.①婴幼儿－生长发育－体格检查 Ⅳ.①R174
中国版本图书馆CIP数据核字（2012）第113968号

金秀妍宝宝发育检查

作　　　者：[韩] 金秀妍		译　　　者：崔春燕	
策　　　划：崔晓燕		责任编辑：代　艳	
图文制作：博雅思		责任印制：张　良	
出 版 人：张敬德		出版发行：北京科学技术出版社	
社　　　址：北京西直门南大街16号		邮政编码：100035	
电话传真：0086-10-66161951（总编室）		0086-10-66113227（发行部）	
0086-10-66161952（发行部传真）			
电子信箱：bjkjpress@163.com		网　　　址：www.bkjpress.com	
经　　　销：新华书店		印　　　刷：三河市国新印装有限公司	
开　　　本：880mm×1230mm　1/32		印　　　张：9	
版　　　次：2012年7月第1版		印　　　次：2012年7月第1次印刷	
ISBN 978-7-5304-5910-2/R · 1500			

定价：36.00元